전립선암 100문100답

3판

비뇨기암센터 지음

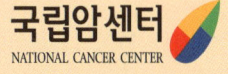

추천사

우리나라 사망원인 1위는 단연코 암입니다. 따라서 우리나라 국민건강을 향상시키기 위해 암을 빼놓고는 해결할 수 없습니다.

국립암센터는 우리나라 사망 원인 1위인 암(癌)으로부터 국민을 보호하기 위해 2021년 국가에서 설립한 국가중앙기관입니다.

국립암센터는 이를 위해 암을 연구하는 연구소와 암을 치료하는 부속병원과, 암을 관리하는 국가암관리사업본부와 암 전문가를 교육하는 대학원대학교로 이루어져 있습니다.

병원에서 암에 걸렸다는 진단을 받으면 누구나 내가 무얼 해야 할지 공황상태에 빠지고, 치료에 대한 막연한 두려움이 들고, 치료의 구체적 내용과 경과에 대한 궁금증도 생깁니다. 그러나 주변 사람들은 정확한 정보를 알려주지 못하기 때문에 인터넷을 검색하게 되는데, 인터넷에는 올바른 정보와 가짜 정보가 섞여 있기 때문에 혼란을 빚게 되고, 자칫 건강을 해치거나 돈을 낭비하기 십상입니다.

국립암센터에서는 암에 대한 올바른 정보를 널리 알리기 위해 국가암정보센터(www.cancer.go.kr)를 운영하여 약 백여 종의 암에 대한 통계, 원인, 예방, 치료, 예후에 대한 자료를 제공해 왔습니다.

그러나 특정 암에 걸린 환자와 가족들은 국가암정보센터에서 얻을 수 있는 정보보다 심화된 정보를 얻고자 하는 수요가 있어 국립암센터에서는 환자들의 절실한 물음과 그에 대한 답을 모아 책으로 만든 '100문100답' 총서를 발간하고 있습니다. 이 책은 그 총서의 전립선암 편입니다.

'전립선암 100문100답'은 국립암센터의 전립선암 전문의들의 축적된 연구결과 및 진료 경험을 바탕으로 집필되었으며, 전립선암 환자 및 가족들이 궁금해하는 전립선암의 치료뿐만 아니라 일반 국민들이 궁금해하는 전립선암의 예방 및 조기 진단 등 모든 부분을 담고 있는 전립선암의 백서라 할 수 있습니다.

전립선암은 남자에서 발생률 3위를 기록하는 암으로써 고령화 추세에 비추어서 계속 늘 것으로 예상되는 암입니다. 현재 식생활의 서구화와 진단 기술의 발달로 지속적으로 증가하고 있는 한국인에서의 전립선암 발생을 고려할 때 '전립선암 100문100답'은 우리 국민들이 전립선암을 올바로 이해하는 데 큰 도움이 되리라 확신합니다.

- 국립암센터 원장 서홍관

책머리에

　전립선암은 우리나라에서 최근 발생빈도가 가파르게 늘고 있는 대표적인 암입니다. 중앙암등록본부의 최근 자료에 따르면 국내 남성암 중 4번째 흔한 암으로 보고되고 있으며, 북미나 서유럽 등 선진국에서는 가장 흔한 남성암으로 보고되고 있습니다. 국내에서는 특히 전립선암 발생의 증가 속도가 워낙 빨라 많은 관심과 연구가 필요하고, 전립선암 환자분들을 위한 과학적이지만 쉬운 정보제공이 절실합니다.

　암 진단을 받으면 누구나 엄청난 충격을 받게 됩니다. 오죽하면 '암 선고를 받았다'는 표현이 생겼겠습니까. 하지만 충격 속에서도 치료를 시작하고 선택하기 위해서는 전립선암에 대한 정보가 필요합니다. 치료하는 과정에서도 많은 의문과 불안감에 시달리며 때로는 선택의 기로에서 고뇌하게 됩니다. 당연히 의료진이 환자 한 분 한 분에게 이 모든 것을 자상하게 설명해야 하겠지만, 현실적인 제약 탓에 늘 그리 하기가 쉽지는 않습니다. 이 책은 그 부족함을 조금이나마 메우기 위해 기술되었습니다.

전립선암 환자들이 받게 될 진단, 치료와 예후에 대한 내용은 물론이고 건강인들을 위한 전립선암 예방에 대한 의문을 취합하여 100가지 문답 형식으로 작성하였습니다. 남성 세 명 중 한 명은 살아가는 동안 암에 맞닥뜨릴 정도로 암은 일상화한 질환으로 우리 사이에 들어와 있습니다. 이와 함께 암에 대한 정보도 주위에 넘쳐나고 있습니다. 하지만 과학적이면서 쉽게 전립선암에 관해 알려 주는 책자와 자료를 구하기는 쉽지 않아 이 책의 의미가 더욱 크리라 기대합니다. 이 책은 전립선암 환자뿐 아니라, 전립선암이 생기지 않을까 걱정이 많을 전립선비대증 환자, 전립선암을 예방하고 싶은 일반인에게도 좋은 안내서가 될 것입니다.

국립암센터 비뇨기암센터는 전립선암을 예방하고, 조기에 진단하며, 효과적으로 치료하기 위해 꾸준히 노력해 왔습니다. 전립선암의 조기 발견을 위한 새로운 진단법 개발에서부터 로봇을 이용한 전립선 수술, 양성자치료와 함께 다양한 임상연구의 시행, 적극적인 완화치료의 도입

등으로 전립선암 환자의 생존율과 함께 삶의 질 향상을 위한 적극적이고 끈질긴 노력을 기울이고 있습니다. 동시에 전립선암 관련 기초연구와 임상연구에도 주력하여 국제 학술잡지에 많은 논문을 발표해 왔습니다.

　책의 문답 하나하나에는 환자분들이 용기를 잃지 않고 치료를 받을 수 있도록 국립암센터 비뇨기암센터 의료진 모두의 정성과 노력이 배어 있습니다. 오랜 시간을 함께 한 환자와 의사는 마치 가족처럼 가까워지기도 합니다. 문답을 만들면서 우리는 이 '가족들'을 떠올리곤 했습니다. 그들이 그랬듯이 세상의 모든 이가 희망과 믿음과 용기를 "삶의 규칙으로" 삼음으로써 흔들림의 순간에도 "삶을 빛 속에 담아"놓을 수 있었으면 합니다.

진료와 연구에 분주한 가운데 시간을 내어 원고 작성에 최선을 다한 집필진, 책의 발간을 행정적으로 뒷받침해 준 국립암센터 직원들께 진심으로 감사드립니다. 저희는 앞으로도 전립선암 진료와 연구에 최선을 다할 것을 다시 한 번 다짐합니다.

- 비뇨기암센터장 서호경

전립선암 100문100답 • 차례

추천사 2
책머리에 4

전립선암에 대한 이해

01   전립선은 어디에 있고 무슨 기능을 합니까? 13
02   암이란 무엇인가요? 악성 종양이라는 게 바로 암이지요? 15
03   전립선암은 어떤 것인가요? 종류도 여럿이라지요? 16
04   전립선암은 얼마나 흔합니까? 18
05   완치가 가능한지요? 20
06   남자에게만 발생하나요? 20
07   전립선암은 유전되나요? 21
08   전립선암의 발생을 부추기거나 예방하는 음식이 있습니까? 22
09   전립선암에도 한국적 특징이 있나요? 23
10   전립선암을 예방하려면 어떡해야 하지요? 24

전립선암의 원인과 증상

11   전립선암은 왜 생깁니까? 25
12   전립선암의 위험인자들을 알고 싶습니다. 26
13   잦은 성생활과 전립선암은 관련이 있나요? 32
14   전립선염이나 전립선비대증이 진행하면 전립선암이 되나요? 33
15   전립선암을 의심해야 하는 증상에는 어떤 것이 있나요? 35
16   조기에 발견하는 방법은 무엇인가요? 39

진단과 검사

17   전립선암 진단 방법에는 어떤 것들이 있습니까? 41
18   처음에 손가락을 항문으로 넣어 눌러 보던데요. 41

19		혈청 PSA(전립선특이항원), 유리형 PSA 수치를 많이 거론하는데 무엇인가요? 43
20		전립선 조직검사는 어떤 방식으로 하나요? 45
21		조직검사를 앞두고 유의할 점은 뭔가요? 조직검사 후유증이 궁금합니다. 급히 병원에 가야 할 경우도 있는지요? 46
22		PSA 수치가 높아 조직검사를 했는데 암은 아니라고 합니다. 안심해도 되나요? 48
23		경직장 초음파란 어떤 검사입니까? 48
24		영상검사법 중 왜 CT보다 MRI를 선호하지요? 50
25		주치의 선생님이 PSMA PET 영상검사를 설명하였습니다. 그리고 신의료 기술인 영상 검사법이라고 합니다. 이것은 무엇인가요? 51
26		글리슨 점수라는 것은 무얼 뜻합니까? 52
27		조직생검 결과 전암성 변화가 발견됐다는데 무슨 뜻인가요? 54
28		조직생검 결과와 수술 후 조직검사 결과가 다른데 왜 그렇지요? 55
29		전립선암의 병기는 어떻게 판정하나요? 56

전립선암의 치료

30	전립선암은 어떻게 치료합니까? 60
31	감시 대기(watchful waiting) 요법이란 어떤 것인가요? 61
32	능동 감시(active surveillance) 요법은 무엇인가요? 62
33	수술 방법이 여러 가지라면서요? 63
34	수술을 하면 완치가 되나요? 65
35	재발율이 높은 고위험성(국소 진행성) 전립선암이라고 하는데 어떻게 치료해야 하나요? 66
36	로봇보조 복강경근치적 전립선 절제술의 장단점은 무엇입니까? 67
37	수술할 때의 전신마취에 대해 설명해 주세요. 69
38	허리 디스크가 있으면 척추마취가 불가능한가요? 70

39	수술을 하고 나면 왜 허리가 아픈 거지요? 척추에 놓은 마취주사 때문인가요? 71	
40	수술 후에는 어떤 합병증이 생길 수 있나요? 72	
41	수술 후 암의 재발은 어떻게 확인할 수 있나요? 74	
42	생화학적 재발이란 무엇인가요? 75	
43	거세 저항성과 거세 수용성 전립선암이란 무엇인가요? 어떻게 치료가 다른가요? 76	
44	냉동으로 치료하는 방법도 있다지요? 77	
45	열치료란 어떤 경우에 하는 것입니까? 78	
46	수술 대신 방사선치료를 하는 이유는 뭔가요? 79	
47	부작용이 많지는 않은가요? 80	
48	방사선치료에도 여러 종류가 있다던데요. 80	
49	방사선치료는 얼마 동안이나 받습니까? 82	
50	방사선치료 중 주의할 것이 있나요? 82	
51	양성자치료가 좋다고 하던데 어떤 건지요? 83	
52	PSMA 치료가 해외에서는 있던데 국내의 이 치료법은 어떤가요? 84	
53	방사선치료와 호르몬치료를 병행하기도 합니까? 84	
54	방사선치료 후 재발하면 무슨 치료를 받습니까? 구제 방사선치료란 무엇인가요? 85	
55	고식적 방사선치료란 뭐지요? 86	
56	호르몬치료는 어떤 경우에 실시하나요? 86	
57	호르몬치료의 부작용은 어느 정도입니까? 87	
58	암이 호르몬치료에 반응하지 않기도 한다지요? 88	
59	호르몬 불응성 상태인 거세 저항성 전립선암이 됐을 때도 호르몬치료를 계속한다는데, 이유가 궁금합니다. 89	
60	2차 호르몬제라는 것은 무엇이며 어떤 것들이 있나요? 90	
61	2차 호르몬제의 부작용은 어떤 것이 있나요? 91	

62	뼈전이 환자에게는 어떤 치료가 있나요?	92
63	전립선암에 사용되는 항암제는 어떤 것들입니까?	93
64	임상 연구란 어떤 것인가요? 여기에 사용하는 치료제를 믿어도 되는 것인가요?	94
65	항암치료 부작용 얘기를 들었는데 얼마나 많고 심한가요?	95
66	전립선암은 주로 어디로 전이되나요?	99
67	전립선암이 뼈에 전이되었다고 합니다. 어떻게 치료하지요?	100
68	척추압박증후군이라는 게 무엇인가요?	102
69	척추압박증후군의 진단 방법은요?	102
70	치료 방법을 알고 싶습니다. 척추 성형도 한다는데 무슨 말인가요?	105
71	치료 성과는 대체로 어떻습니까?	106
72	전립선암 치료에 도움이 되거나 전이 예방에 좋은 음식물은 없나요?	107

통증과 그 대처법

73	통증은 왜 생기나요?	113
74	진통제 사용에는 무슨 기준이 있습니까?	114
75	진통제의 종류를 자세히 알려주세요.	116
76	진통제 말고 통증에 도움이 되는 약은 없는지요?	120
77	진통제를 복용할 때 유의할 점은 무엇인가요?	121
78	마약성 진통제를 사용하면 중독되지 않나요?	123
79	신경을 차단하는 요법도 있다던데요.	124
80	척수진통법이 그렇게 강력하다지요?	127
81	환자 자가진통법이란 무엇인가요?	128
82	약물 투여를 하지 않는 통증 조절법은 없나요?	128

예후와 일상 관리

83	수술 후 요실금을 개선하거나 치료할 방도는 없습니까?	130
84	수술 후 발기부전은 자연적 회복이 가능한가요?	130
85	발기부전이 낫지 않을 때의 대처법을 알려 주세요.	132
86	남편이 전립선암인데 제가 어떻게 도울 수 있을까요?	134
87	운동은 치료 후 언제부터 가능한지요?	135
88	뼈전이가 됐다는데 운동을 해도 괜찮은가요?	135
89	쉽게 피로를 느낍니다. 원인이 무엇입니까?	136
90	일상에서 피로를 줄이는 요령은요?	137
91	불면증이 있습니다. 도움 되는 방법이 없을까요?	139
92	치료 때문에 면역기능이 저하되면 음식을 다룰 때 무얼 조심해야 하지요?	140
93	영양제를 먹거나 수액을 맞는 것은 괜찮은가요?	143
94	메스껍고 구토가 나려 할 때 대응하는 방법을 알고 싶습니다.	144
95	림프부종이 생겼는데 원인은 뭐고 생활에서 주의할 점은 뭔가요?	145
96	소변보기가 힘들고 혈뇨가 지속됩니다. 어떡해야 하나요?	145
97	암환자들에게 변비가 흔한 것은 왜지요?	146
98	변비의 예방과 치료법은요?	147
99	치료를 그만둘 시점은 어떻게 압니까? 그리고 호스피스란 어떤 것입니까?	149
100	마지막을 앞두고 무엇을 생각하거나 행해야 할지 알려 주십시오.	151

집필진 소개

전립선암에 대한 이해

01. 전립선은 어디에 있고 무슨 기능을 합니까?

 전립선(前立腺, prostate)은 전립샘이라고도 하며, 방광(膀胱) 즉 오줌통 바로 밑에 있는 밤톨만한 크기의 남성 생식기관, 일종의 호르몬 기관입니다. 위로는 방광 경부와 인접해 앞쪽의 치골 전립선 인대에 고정되고, 아래로는 비뇨생식 격막(隔膜, 가로막)에 의해 고정되어 있습니다. 뒤쪽 직장과의 사이에는 튼튼한 근막(筋膜)이 있습니다. 전립선의 선체(腺體)는 요도를 둘러싸고 동심원 형태로 배열되었으며, 여기에서 나온 15~30개의 도관이 가운데의 요도로 연결됩니다. 성인의 전립선 무게는 대체로 15~20g, 평균적 크기는 길이 약 4cm, 폭 2cm, 깊이 2cm입니다.

 선(腺, 샘)조직과 섬유근육조직으로 이루어진 전립선은 남성호르몬을 분비하며 정액 성분의 많은 부분을 만들어내고 저장하는

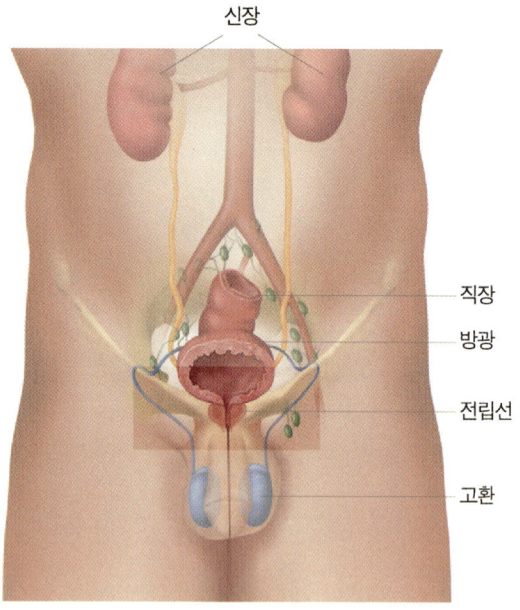

〈그림 1. 전립선의 위치(정면)〉

역할을 합니다. 여기서 만들어지는 전립선액은 정액의 약 3분의 1을 차지합니다. 전립선액은 또한 음낭 안 정소(精巢, 고환)에서 만들어져 정낭을 거쳐 이동해 온 정자에게 영양을 공급하고, 사정된 정액이 굳지 않도록 정자의 운동성에 도움을 주어 수태 능력을 향상시킵니다. 알칼리성인 이 액은 여성 나팔관의 산성 농도를 중화함으로써 난자와 정자의 수정이 순조롭게 이루어지도록 도와줍니다. 정액의 독특한 냄새는 전립선액 때문에 나는 것입니다 (그림 1, 그림 2).

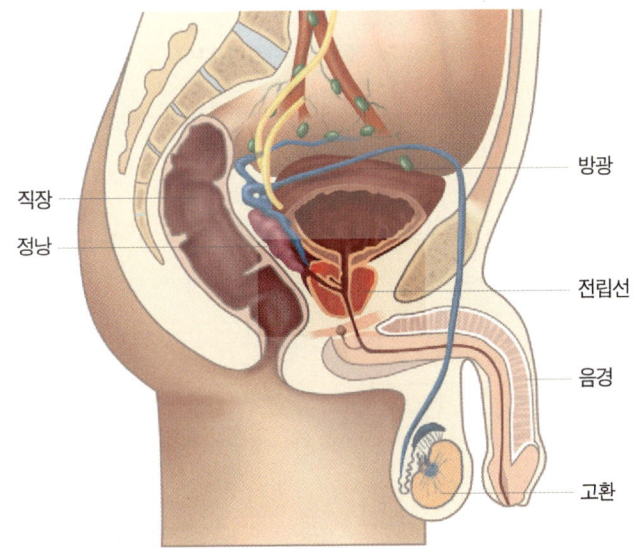

〈그림 2. 전립선의 위치(측면)〉

02. 암이란 무엇인가요? 악성 종양이라는 게 바로 암이지요?

일반적으로 세포는 성장과 분화를 거친 뒤 죽게 됩니다. 노화하여 죽는 세포를 새로운 세포가 대체하는 끊임없는 과정을 통해 우리 신체는 건강을 유지합니다. 그러나, 세포가 이러한 정상 과정에서 벗어나 지속적으로 증식·성장하는 것을 '종양(腫瘍, tumor)'이라 합니다.

종양은 양성 종양과 악성 종양으로 나뉩니다. 양성 종양은 천천히 자라며 주위 조직으로 침윤(浸潤), 즉 침입하고 번져 나가지 않아 인체에 큰 해를 주지 않고, 수술로 제거하면 재발하는 경우가 거의 없습니다. 또한 피막(皮膜)이 잘 발달되어 수술시 절제하기가 수월합니다. 그러나 악성 종양은 빨리 자라면서 주위 조직으로 잘 퍼져 인체에 심각한 해를 끼치고, 수술 후에도 재발이 가능하며 전이를 하는 특성을 가집니다. 암(cancer)이라고 하면 이 악성 종양을 가리킵니다. 암세포 덩어리는 혈관이 많이 형성되어 그 표면이 울툭불툭 두드러지는데, 이러한 모습이 붉고 딱딱한 게의 모습과 비슷하기 때문에 오래전부터 암을 게에 비유해 왔습니다. 'cancer'라는 말도 본디 게를 뜻하는 라틴어에서 왔습니다. 암을 연구하는 학술모임의 상징에 게 모양이 쓰이기도 합니다.

그렇다면 세포가 왜 무질서하게 증식하는 걸까요? 그 이유는 유전정보를 담고 있는 DNA에 돌연변이가 생겨서 세포의 주기(週期)가 통제되지 않기 때문입니다. 세포가 분열을 멈추지 않아 과다하게 증식하고, 주변 장기나 조직으로 침입해 정상 조직을 파괴하는 상태가 바로 암입니다.

03. 전립선암은 어떤 것인가요? 종류도 여럿이라지요?

전립선에 생기는 종양 중 전립선 비대증 같은 것은 양성 종양이며 전립선암은 악성 종양입니다. 전립선암 세포는 통제에서 벗어나 계속 성장하면서 주변의 다른 조직으로 침윤하거나, 혈관 또는 림프관으로 들어가 멀리 떨어진 조직으로 전이를 하게 됩니다. 전립선에서 발생하는 암의 95%는 전립선액을 만드는 데 관여하는

관 또는 선의 분비상피세포에 생기는 선암(腺癌, 샘세포의 암)입니다.

선암 외에도 소수이지만 관암(冠癌), 요세포암, 편평상피암, 선편평세포암, 기저세포암, 신경내분비암, 기질육종, 평활근육종, 횡문근육종, 연골육종, 혈관육종, 악성 섬유조직구종, 악성 말초신초종, 림프종, 백혈병 등이 있습니다. 선암을 제외한 나머지 암들은 선암과 다른 예후를 보이기 때문에 진단이나 치료가 선암과는 상이합니다.

전립선암은 전립선의 세 구역 중 말초대(末梢帶)에서 70~80%, 이행대(移行帶)에서 20% 내외, 그리고 중심대(中心帶)에서 5% 정도가 발생합니다. 태아의 신체 분화 과정을 볼 때 전립선의 말초대나 이행대는 모두 요생식동(尿生殖洞)이라는 곳에서 기원하고 있으나 중심대는 이와 달리 정낭과 함께 중심관에서 기원하기 때문에 암 발생이 비교적 적은 것으로 생각됩니다(그림 3, 그림 4).

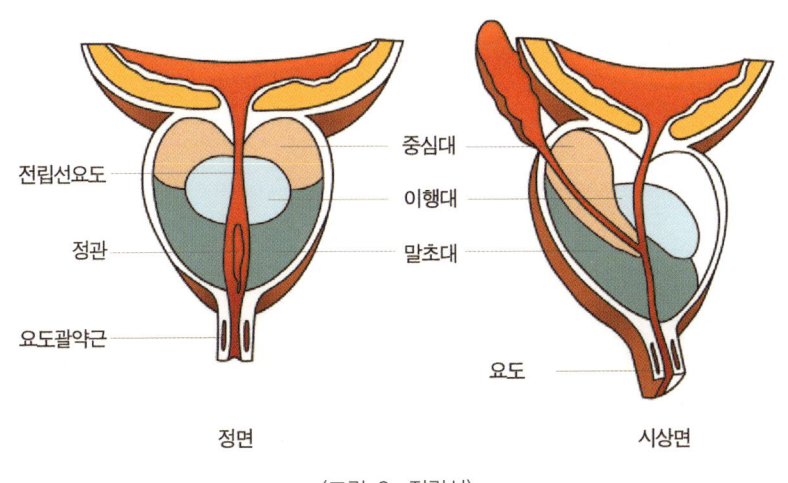

〈그림 3. 전립선〉

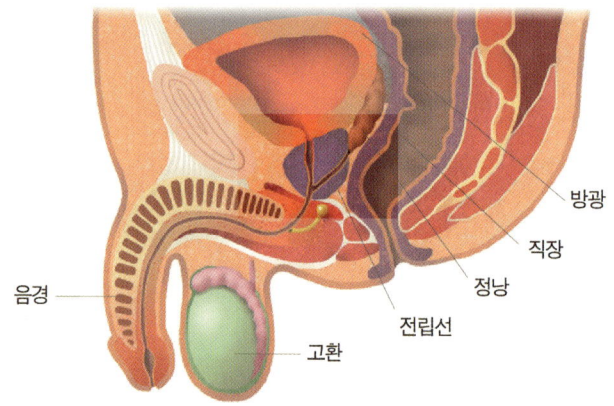

〈그림 4. 전립선(측면)〉

04. 전립선암은 얼마나 흔합니까?

2019년에 발표된 중앙암등록본부 자료에 따르면 전립선암은 전체 암중에는 6위를 차지하고 있으며(2019년 발생건수 기준 (표 1); 갑상선암(3만 676명), 폐암(2만 9,960명), 위암(2만 9,493명), 대장암(2만 9,030명), 유방암(2만 4,933명), 전립선암(1만 6,803명), 간암(1만 5,605명)), 남성암 발생률 중에는 4위를 차지하고 있습니다. 이는 1999년 암 발생건수를 측정한 이례 2014년(7위)과 2016(5위)년에 발표된 통계 수치를 비교해 보면 빠르게 상승하는 암임을 알 수 있습니다.

구분	위	대장	간	자궁경부	폐	유방	전립선	갑상선
'99	45.6	21.3	28.9	9.7	28.9	12.8	3.2	7.3
'09	45.3	38.2	24.0	6.4	28.9	22.5	10.7	56.7
'15	35.5	32.1	19.0	5.6	27.3	28.3	11.4	52.4
'18	31.7	29.9	16.8	5.3	28.3	33.0	14.4	49.4
'19	30.8	30.0	16.1	4.8	28.2	34.3	15.5	52.3

[표 1. 2019년 중앙 암증록본부/국립암센터 발표 자료]

　전립선암은 2019년 기준 암종별 유병자수가 10만 8,870명으로, 유방암 및 췌장암과 함께 계속 발생자가 증가하는 암종이다. 이는 전세계적인 전립선암 발생률을 비교해 봐도 당연한 발생 추세로 서양에서는 가장 흔한 비뇨기계 종양 중 하나로 전립선암을 꼽고 있으며, 북미와 서구 유럽에서는 남성 암 중 발생률 1위이며 사망률은 폐암에 이어 2위를 차지하고 있습니다.

　전립선암은 50세 이전에는 흔치 않으나 50세를 넘으면 급격히 증가하는 양상을 보입니다. 최근 국내에서도 식생활이 서구화되고 노인 남성 수가 크게 늘어난 데다 전립선암 종양표지자 검사가 보편화됨에 따라 전립선암으로 새로이 진단되는 환자수가 급증했습니다. 아울러 사망률도 빠르게 상승하고 있으므로 조기진단을 위한 적극적인 노력이 필요합니다.

05. 완치가 가능한지요?

전립선암은 생물학적 행태가 다양하기 때문에 진행 양상을 예측하기가 쉽지 않습니다. 같은 병기의 환자라 해도 예후가 크게 다를 수 있어 치료법의 선택에 어려움이 있습니다. 종양의 병기와 조직학적 분화도를 기준으로 환자의 연령, 건강 상태, 사회경제적 여건을 충분히 고려하여 치료법을 고르는 게 좋습니다.

암이 전립선에 국한된 국소 전립선암의 경우, 근치적(根治的) 전립선 절제술 후 10년간 재발 없이 생존할 확률은 90% 정도입니다. 2019년에 발표된 중앙암등록본부 자료에 의하면 2008~2018년을 기준으로 볼 때 전립선암 환자가 5년을 생존할 확률은 94.4%입니다. 적절하게 치료하면 장기 생존과 완치가 가능한 암입니다. 또한 전립선암은 전이로 진행된 경우라도 다양한 치료법이 최근 5년내 개발이 되어 과거에 비해 향상된 생존 결과를 보이고 있는 암종입니다.

06. 남자에게만 발생하나요?

전립선은 남성에게만 있는 부성선(副性腺)의 하나입니다. 전립선은 남성호르몬, 주로 테스토스테론(testosterone)의 영향 아래 기능을 갖추게 됩니다. 남성호르몬은 태아 때부터 성인이 되기까지 전립선을 자극하여 성장시킵니다. 따라서 남성호르몬이 부족한 경우에는 전립선이 온전히 자라지 않습니다. 정자에 영양분과 액체 물질을 공급하는 게 정액의 분비가 전립선의 주기능인 만큼, 아기를 다 낳은 후에는 그 기능이 중요하지 않게 됩니다. 여성에게서도 남성호르몬이 소량 분비되지만 전립선이라는 장기 자체는 남자에게만 존재하므로 여자에게 전립선암이 발생할 수는 없습니다.

07. 전립선암은 유전되나요?

전립선암의 발생에는 유전적 인자가 관여하는 것으로 알려져 있습니다. 전립선암 환자 중 가족력(家族歷), 즉 직계 가족이나 가까운 혈연관계의 친척 중, 같은 암이 발생한 전력이 있는 경우는 9% 정도입니다. 형제 중에 전립선암 환자가 있을 경우 발생 확률이 그렇지 않은 사람의 약 3배로 높아지고, 일란성 쌍둥이의 경우도 한쪽이 전립선암이라면 나머지 한 명의 발병 확률도 4배 이상이 됩니다. 일반적으로 전립선암의 가족력이 있는 집안은 그렇지 않은 가계에 비해 발생 가능성이 8배 정도 높습니다. 또한 3~5%의 전립선암 환자군 중 BRCA1/2같은 특정 유전자 변이를 가진 경우는 55세 미만의 일찍 공격적인 전립선암이 발생합니다.

전립선암과 관련된 유전인자는 젊을 때 암의 발생을 촉진시키며 상염색체(常染色體) 우성(優性) 유전을 합니다(상염색체란 세포핵을 구성하는 염색체 가운데 성염색체가 아닌 보통 염색체, 우성이란 대립 형질이 서로 다른 두 품종을 교배했을 때 잡종 제1대에게 나타나는 형질). 이 유전자의 빈도는 약 0.003%(10만분의 3) 정도인데, 전체 전립선암 환자 가운데 유전에 의한 전립선암은 약 9%이지만 55세 미만에, 즉 비교적 일찍 발생하는 전립선암 중에서는 약 45%를 차지합니다. 전립선암과 관련된 유전인자가 상염색체에 존재하기 때문에 부계의 가족력뿐 아니라 모계의 가족력도 중요합니다. 이처럼 유전성 전립선암의 특징은 이른 나이에 발생한다는 점입니다. 보통 60세 미만, 특히 40~45세 부터 전립선암이 발생합니다. 이는 일반적인 전립선암 환자들에 비해 10~15년 일찍 발생하는 것을 의미하는데, 일찍 발생하여 진행된 상태에서 전립선암이 진단되므로 유전적 인자가 없는 전립선암 환자들에 비해 예후가 불량합니다. 그러므로 전립선암 가족력 등 유전적 소인이 있는 경우는 40대부터 조기검진을 하도록 권유하고 있습니다.

08. 전립선암의 발생을 부추기거나 예방하는 음식이 있습니까?

음식이나 식습관이 전립선암에 미치는 영향은 아직 확실히 밝혀지지 않았습니다. 현실적으로 식이와 암의 연관성에 대한 연구는 결코 쉬운 일이 아닙니다. 우선 개개인이 장기간 섭취한 음식의 양을 정량화하기 어렵고 과거의 식생활이 어땠는지 정확하게 알아낼 수 없을 뿐 아니라, 혈중 영양소의 개인차가 매우 다양하고, 식생활 습관은 자꾸 변하기 때문에 음식에서 그 원인을 밝히는 일은 매우 어렵습니다.

일반적으로는 섬유질이 많고 동물성 지방이 적은 음식을 섭취하는 것이 전립선암을 예방하는 데 도움이 된다고 알려졌습니다. 미국으로 이주한 동양인들 사이에 전립선암 발생이 증가하는 것도 동물성 지방의 섭취가 늘기 때문이라는 분석도 있습니다. 그러므로 칼로리가 높은 튀긴 음식, 육류, 술 등이 전립선암 발생을 높이는 것으로 알려져 있습니다. 이에 비해 콩과 토마토 함유 음식 및 식료품은 전립선암 발생을 낮추는 경향이 있다고 알려져 있습니다.

09. 전립선암에도 한국적 특징이 있나요?

최근 국내에서 전립선암 환자가 증가하면서 그 특성에 대한 연구 결과가 축적되고 있습니다. 일본과 마찬가지고 한국인의 전립선암은 서양인의 전립선암에 비해 전립선암의 약 76%가 일단 걸리면 다른 부위로 전이될 가능성이 큰 '조직의 분화도(分化度)가 나쁜(즉 낮은) 암'이라는 사실이 밝혀지고 있습니다. 우리나라보다 전립선암 발생빈도가 훨씬 높은 미국의 경우 전립선암 중에서 '분화도가 나쁜 암'의 비율은 30%에도 못 미칩니다. 그러나 이러한 차이는 전립선암이 진단되는 시기와도 관련되므로 한국인 전립선암의 특성에 대해서는 지속적인 연구가 필요합니다. 최근에는 동양인의 공격적인 전립선암의 특성과 관련된 유전자 변이를 유전자서열 분석법을 이용하여 연구들이 진행되고 있습니다.

10. 전립선암을 예방하려면 어떡해야 하지요?

다음은 대한비뇨기과학회에서 제시한 전립선암 예방의 7대 수칙입니다.

1) 50대 이상 남성은 매년 한 번 전립선암 검사(직장수지검사, 전립선특이항원검사)를 받습니다.
2) 가족이나 친척 중에 전립선암에 걸린 사람이 있다면 40대부터 매년 전립선암 검진을 받습니다.
3) 된장, 두부 등 콩이 많이 함유된 식품을 즐깁니다.
4) 동물성 고지방식을 피합니다.
5) 신선한 야채와 과일을 많이 섭취합니다.
6) 항산화 물질인 리코펜(lycopene, 라이코펜)이 풍부한 토마토를 익혀서 먹습니다.
7) 오래 앉아 있는 것을 피하고 일주일에 세 번 이상, 한 번에 30분 이상 운동을 합니다.

전립선암의 발생에는 유전적 인자가 관여하는 것으로 알려져 있다. 전립선암 환자 중 가족력, 즉 직계 가족이나 가까운 혈연관계의 친척 중, 같은 암이 발생한 전력이 있는 경우는 9% 정도이다. 형제 중에 전립선암 환자가 있을 경우 발생 확률이 안 그런 사람의 3배 정도로 높아지고, 일란성 쌍둥이의 경우도 한쪽이 전립선암이라면 나머지 한명의 발병 확률도 4배 이상이 된다. 일반적으로 전립선암의 가족력이 있는 집안은 그렇지 않은 가계에 비해 발생 가능성이 8배 정도 높다. 전립선암과 관련된 유전인자는 젊을 때 암의 발생을 촉진시키며 상염색체 우성 유전을 한다.

전립선암의 원인과 증상

11. 전립선암은 왜 생깁니까?

주로 노인들에게 발생하는 전립선암의 원인으로는 유전적 소인, 남성호르몬의 영향, 음식 및 식이습관 등이 꼽힙니다. 특히 지방 섭취의 증가, 즉 식생활의 서구화와 관련된다는 점이 두루 인정되고 있습니다. 그 외에 전립선의 감염성 질환, 성생활의 정도, 사회·경제적인 상태 등이 원인으로 거론되지만, 어떤 것도 뚜렷한 원인으로 확인되지는 않았습니다.

아울러 전립선암은 임상적 증상을 일으키지 않는 잠재성 암이 많고, 사람마다 진행 속도가 달라서 어떤 환자에게선 암종이 매우 빠르게 커지는가 하면 다른 환자에게서는 여러 해에 걸쳐 서서히 자라기도 하므로 그 자연 경과를 예측하기가 쉽지 않습니다.

12. 전립선암의 위험인자들을 알고 싶습니다.

　다른 암들과 마찬가지로 전립선암도 세포의 암적 변화를 억제하는 유전자의 기능이 떨어지고 암적 변화를 유도하는 유전자가 활성화되면 암세포가 형성됩니다. 이런 과정은 동물성 지방이 많은 육류를 과다하게 먹는 것에 의해서도 촉진될 수 있으며, 남성호르몬의 영향도 받습니다. 전립선암 가족력과도 연관됩니다. 전립선암은 주로 노인들에게 많이 발생하고, 방금 본 것처럼 유전적 소인, 남성호르몬의 영향, 식이 습관(특히 식생활의 서구화로 인한 지방 섭취 증가) 등과 관련 있는 것으로 생각됩니다. 그 외에 전립선의 감염성 질환, 성관계의 횟수, 사회경제적 상태 등도 영향을 미치는 요인으로 종종 거론되는데 어느 것도 뚜렷한 증거는 없습니다.

　우리나라의 경우 과거에는 전이가 나타난 뒤에야 병원을 찾는 환자가 많았지만, 근래에는 전립선암에 대한 관심의 확산과 암 검진의 보편화, 혈중(혈청) 전립선특이항원(PSA, prostate-specific antigen) 측정 검사와 경직장(經直腸) 초음파검사 및 생검 등 진단기술의 발전에 따라 조기에 발견되는 수가 많아졌습니다. 전립선특이항원이란 전립선의 상피세포에서 합성되는 단백분해 효소로, 체내의 다른 조직에서는 거의 나타나지 않기 때문에 전립선암 진단에서 종양표지자(tumor marker)로 이용됩니다(종양표지자란 종양 세포에 의해 특이하게 만들어져서 암의 진단이나 경과 관찰에 지표가 되는 물질을 말합니다). 다만, PSA는 암 외에 전립선비대증이나 전립선염, 전립선 경색 등에서도 증가할 수 있으므로 잘 감별해야 합니다. 한편 경직장 초음파검사는 항문을 통해 직장 안에 초음파 탐촉자(探觸子, probe)를 삽입하여 직장 바로 앞쪽에 있는 전립선의 이상을 진단하는 검사법입니다. 또한 개인 검진 과정에서 자기공명영상(MRI) 검사를 시행받는 환자들이 늘어나면서 조기에 진단되는 비율이 더욱 증가하고 있습니다.

① 나이

나이는 전립선암의 가장 중요한 위험인자입니다. 전립선암은 나이에 비례해 증가하는데, 40세 이하에서는 드물다가 50세부터 시작하여 60세 이상에서 급격히 증가합니다. 2016년 우리나라에서 발생한 전립선암 환자는 70대가 42.3%로 가장 많고 60대가 29.2%, 80대 이상이 18.1%의 순입니다. 80대 이후의 수치가 낮은 이유는 한국 남성의 평균수명이 78세여서 80세 이상의 환자가 적을 수밖에 없기 때문입니다.

② 인종

전립선암의 발생률과 사망률은 인종에 따라 차이가 크다는 점이 다수의 연구에서 밝혀졌습니다. 발생률은 동양인이 가장 낮고 미국, 캐나다, 스칸디나비아 등에서 가장 높습니다. 또, 미국의 흑인은 전립선암 발생률이 백인보다 약 30% 높습니다. 일반적으로 흑인은 진단 당시 암의 진행 정도가 비슷했던 백인보다 생존율이 낮아서, 5년 생존율이 흑인은 62%, 백인은 72%입니다. 한 가지 흥미로운 점은 미국에 거주하는 일본인의 전립선암 발생률이 미국의 백인들보다는 낮으나 일본 본토인보다는 훨씬 높다는 조사 결과입니다. 이는 생활환경이 전립선암 발생의 주요 원인 중 하나임을 뜻합니다.

③ 호르몬

전립선은 남성호르몬의 영향을 많이 받는 장기입니다. 체내의 남성호르몬 농도가 전립선암 발생에 어떤 영향을 미치는지는 아직 명확히 밝혀지지 않았으나, 남성호르몬의 대부분을 만들어내는 곳인 고환을 제거하면 전립선암이 생기지 않으며, 전립선암 환자라도 수술이나 약물로 고환을 제거하거나 그 기능을 없애면 암이 퇴화한다고 알려져 있습니다. 미국 국립암연구소(National Cancer Institute)에서 실시한 7년간의 전립선암 예방 연구 결과에 따르면, 남성호르몬 억제제를 복용한 남성에게서 24.8%의 전립선암 유병률(有病率, 어떤 시점에 일정한 지역이나 집단의 인구 중 특정 질환의 환자가 차지하는 비율) 감소 효과가 나타났다고 합니다. 그러나 18개 코호트 연구를 종합한 메타분석에서는 혈중 남성호르몬 농도와 전립선암 발생 간에는 별다른 관련이 없는 것으로 나타났습니다. 코호트 연구(cohort study)는 요인대조 연구라고도 하며, 특정 요인에 노출된 집단과 그렇지 않은 집단을 추적하여 연구 대상 질병의 발생률을 비교함으로써 해당 요인과 질병 발생의 관계를 조사하는 것입니다. 메타분석(meta-analysis)이란 동일하거나 유사한 주제에 대한 누적된 연구 결과들을 종합적으로 검토하는 계량적 연구 방법을 말합니다.

④ 당뇨병

당뇨병이 있으면 전립선암의 발생 위험이 낮다는 연구 결과들이 있습니다. 여러 편의 메타분석 논문에서 비교적 일관성 있게 도출된 결과에 의하면 당뇨병 환자는 그렇지 않은 사람에 비해 전립선암 발생 위험이 10~20% 낮았습니다. 또한 당뇨병을 앓은 기간이 오래될수록 위험도가 더 감소하는 것으로 나타났습니다. 당뇨병이 전립선암의 발생 위험을 줄이는 기전은 명확하지 않으나, 여러 가지 가설이 제시되었습니다. 그 근거의 하나로, 당뇨병 때문에 체내남성호르몬 농도가 낮아져서 전립선암 발생이 감소한다는 연구 결과가 있습니다. 또한 당뇨병 환자는 체내 인슐린 농도가 낮아 전립선암의 위험인자로 작용하는 인슐린유사성장인자-1(insuline-like growth factor-1;IFG-1)의 형성이 제한되기 때문에 전립선암 발생이 적다는 해석도 있습니다.

⑤ 가족력

전립선암 환자 중 가족력이 있는 사람은 9% 정도로 알려졌습니다. 통계를 보면 형제 중에 전립선암 환자가 있으면 발병 확률이

3배 정도로 높아지고, 일란성 쌍둥이의 경우엔 한쪽이 전립선암이면 다른 쪽도 발병할 확률이 4배 이상입니다. 또, 전립선암의 가족력이 있는 집안은 그렇지 않은 집안에 비해 발병 가능성이 8배 정도 높습니다.

전립선암과 관련된 유전인자는 상염색체(常染色體, 성염색체가 아닌 보통 염색체) 우성 유전을 하며, 비교적 이른 시기의 암 발생을 촉진합니다. 이 유전자의 빈도는 0.003%(10만분의 3)가량인데, 유전에 의한 환자는 전체 전립선암 환자의 9% 정도지만 55세 미만에, 즉 상대적으로 이른 나이에 발생하는 전립선암 중에서는 전립선암의 발생 유전적 요인이 약 45% 정도로 많은 부분을 차지합니다. 관련 유전인자가 성염색체 아닌 상염색체에 존재하는 만큼 부계의 가족력뿐 아니라 모계의 가족력도 중요합니다. 유전성 전립선암은 흔히 60세가 되기 전에, 특히 55세 이전에 발생합니다. 이는 일반적인 전립선암에 비해 7년 이상 이른 것입니다. 그러나 임상적 양상은 일반적인 전립선암과 크게 다르지 않습니다. 이는 서구와 일본의 유전성 전립선암 연구들에서 마찬가지로 나타났으며, 따라서 유전성 전립선암의 양상은 동서양 간에 큰 차이가 없다고 하겠습니다.

⑥ 비만

비만과 전립선암의 관계를 살펴본 국내외의 연구는 적지 않지만, 결과가 일관되지 않아서 논란이 있습니다. 비만이 전립선암 발생 위험을 늘린다는 연구 결과가 있는가 하면 줄인다는 결과도 나왔으며, 양자 간엔 별다른 관계가 없다는 결론도 있었습니다. 최근의 대규모 역학 연구에서는 비만인 경우 높은 병기(病期, 병이 진행된 단계)의 전립선암의 발생과 사망 위험이 증가하는 반면 낮은 병기의 전립선암 발생은 오히려 줄어드는 것으로 나타났습니다. 우리나라의 연구에서는 비만일수록 전립선암 발생 위험이 증가하는 양상을 보이는 것으로 나타났습니다. 따라서—연구 결과들에 일관성이 없다 해도—비만일수록 높은 병기의 전립선암이 증가한다는 증거가 보고되었기 때문에, 적정 체중을 유지하는 것이 전립선암 예방에 좋다 하겠습니다.

⑦ 음식

식생활이 전립선암에 미치는 영향은 아직 확실히 밝혀지지 않았습니다. 현실적으로 식이(食餌)와 연관된 연구를 하는 것이 쉽지 않습니다. 개인이 장기간 섭취한 음식의 양을 정량화하기가 어렵고 과거의 식생활을 확인하는 조사가 정확할 수 없으므로 원인이 된 음식이나 식습관을 밝히는 일이 매우 힘들 뿐 아니라, 혈중 영양소의 개인차가 매우 다양하고, 식생활 습관도 변하기 때문입니다. 일반적으로는 섬유질이 많고 동물성 지방이 적은 음식을 먹는 것이 전립선암 예방에 도움이 된다고 알려졌습니다. 미국 이주 일본인들에게서 전립선암 발생률이 높아진 것을 동물성 지방 섭취가 늘어난 탓으로 보기도 합니다. 동물성 지방을 과다하게 섭취하면 남성호르몬이 많이 만들어져 전립선암을 유발하기 쉽다는 논리입니다.

⑧ 기타

전립선암 발생을 부추길 수 있다고 추정되는 다른 요인들도 여럿 있으며, 대표적인 것이 제초제류입니다. 미국의 경우 전립선암에 걸릴 확률이 높다고 밝혀진 유일한 직업이 농업인데, 이는 농부들이 제초제를 비롯한 화학약품에 많이 노출되기 때문이라고 생각됩니다. 제초제와 전립선암의 관계는 아주 분명해서, 미국 정부는 베트남전 참전한 군인들 중 전립선암이 발생한 경우 지원을 해주었을 정도입니다. 미군이 밀림에 엄청나게 뿌린 제초제, 고엽제 따위가 암을 유발했다고 판단해서입니다. 전립선암 발생 확률을 높인다고 종종 거론되지만 그렇지 않아 보이는 추가적인 요인으로는 정관 절제, 흡연, 성관계의 횟수 그리고 전립선 관련 질환(전립선비대증) 등이 있습니다. 그러나 운동 여부, 직업의 유무 등은 발암에 영향을 미친다는 확실한 증거가 없습니다.

13. 잦은 성생활과 전립선암은 관련이 있나요?

환자들이 흔히 하는 질문 중 하나가 "젊었을 때 성생활을 왕성하게 했는데 그 때문에 전립선암이 생긴 게 아닙니까?"라는 것입니다. 하지만 왕성하거나 문란한 성생활로 인해 전립선염에 걸렸다고 하더라도 그것이 암을 일으키는 원인이라 볼 수는 없다는 것이 현재까지의 중론입니다. 성생활의 횟수와 강도 등이 전립선암 발병에 영향을 미친다는 말을 많은 연구자가 해왔지만 명확히 확인된 바는 없습니다.

14. 전립선염이나 전립선비대증이 진행하면 전립선암이 되나요?

전립선암과 전립선비대증 모두 나이 든 남성들에게 많이 생기며 비슷한 증상을 보이기 때문에 뿌리가 같은 질병이라고 생각하는 분들이 많습니다. 하지만 두 질병은 다른 질병입니다. 전립선염은 전립선에 염증이 생긴 병이고 급성과 만성으로 나뉩니다. 일반적으로 전립선의 정상 크기는 20그램 이하라고 합니다. 전립선비대증이란 중년 이후 남성의 전립선이 커지는 증상으로 전립선의 선조직, 섬유조직, 근조직이 증식해서 전립선이 커지는 것입니다. 전립선비대증은 전립선의 가운데 부분이 커지면서 생기는 양성종양으로, 전립선이 비대해지면서 요도를 압박하게 되어 소변줄기가 가늘어지는 증상이 나타납니다. 하지만 전립선비대의 크기에 따라 소변이 가늘어지는 증상이 무조건 비례하는 것은 아닙니다.

그에 비해 전립선암은 주로 전립선의 바깥쪽에서 시작됩니다. 그래서 전립선암은 초기에는 대부분 증상이 없어 혈액검사를 통해 발견되는 경우가 많습니다. 전립선암이 진행되어야만 요도를 압

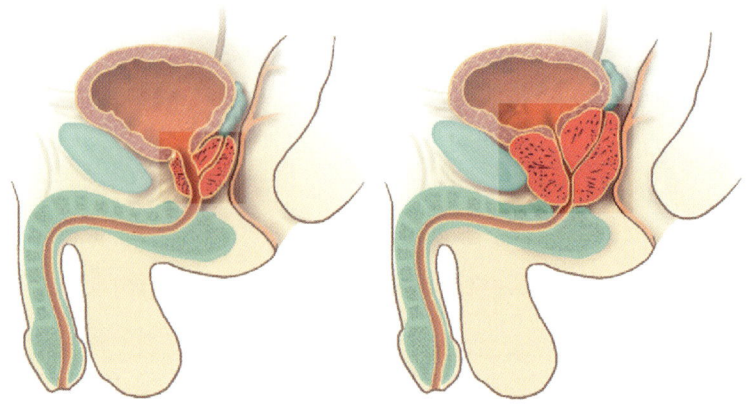

〈그림 5. 정상 전립선(좌)과 전립선비대증(우)〉

박해 소변 줄기가 가늘어져 전립선비대증과 비슷한 증상이 생기기 때문에 소변보는 것에 불편함이 없다고 전립선암에 대해 안심해서는 안됩니다. 하지만 급성전립선염과 전립선비대증은 전립선암과 관련이 없다고 최근에 확인이 되고 있습니다. 단지 전립선염과 전립선비대증을 지닌 분들은 전립선에 대한 각종 검사를 자주 받기 때문에 일반인에 비해 전립선암을 진단받을 확률이 다소 높아 마치 이 두 질환이 전립선암의 위험인자로 과거에 알려졌지만 최근 연구결과는 그렇지 않다고 밝혀졌습니다. 그러나 만성 전립선염은 전립선암의 위험인자로 아직까지도 알려져 있는데, 그 이유는 만성 염증으로 인해 유발된 저산소 스트레스가 암세포의 형성과 관련된 유전적 변이를 유발시키기 때문입니다.

15. 전립선암을 의심해야 하는 증상에는 어떤 것이 있나요?

전립선암은 다른 대부분의 암에 비해 증식하는 속도가 느립니다. 그러므로 초기에는 별다른 증상이 없으나, 암이 어느 정도 진행되면 각종 배뇨 증상과 전이에 의한 증상이 생기게 됩니다.

요도를 둘러싸듯이 있는 전립선 조직에 암세포가 생겨서 증식하면 요도를 압박하여 소변이 잘 나오지 않고, 줄기도 가늘어지며, 다 보고 난 후에도 소변이 남아 있는 듯한 잔뇨감이 들게 됩니다. 소변이 급박하게 마렵거나 심지어는 참지 못하고 지리는 등의 증상이 나타나며, 낮이나 밤이나 소변을 자주 보게 되고, 어떤 경우에는 소변이 전혀 나오지 않는 급성 요폐(尿閉)를 일으키기도 합니다. 간혹 정액에 피가 섞여 나오거나, 육안으로 확인되는 혈뇨가 나오기도 합니다. 전립선암이 더욱 진행되면 요관 폐쇄에 의한 수신증(水腎症, '물콩팥증'이라고도 하며 요로나 방광으로 나가지 못한 오줌이 신장에 들어차 신우와 신배가 늘어나 있는 상태)과 신부전(腎不全) 증상, 골전이에 의한 뼈의 통증, 척추 전이로 인한 요통이나 좌골신경통 등이 나타나게 됩니다.

(1) 국소적 원인에 의한 증상

① 방광 배출로 폐색에 따르는 증상

전립선의 종양이 커지면 배뇨통, 빈뇨(頻尿, 잦은 배뇨), 느린 배뇨, 완전 요폐(요도가 막혀서 오줌이 나오지 않는 것), 급박뇨(소변을 보고 싶은 마음이 긴박하게 들고, 소변을 보러 가다가 누어버리기도 하는 증상), 간헐뇨(소변 줄기가 중간에 끊기곤 하는 것), 잔뇨감(다 누고 나서도 방광 속에 소변이 남아 있는 느낌이 드는 것), 야간 빈뇨, 힘을 주어야 배뇨가 가능한 증상 등이 나타날 수 있습니다. 이러한 증상들은 물리적이거나 기능적인 방광경부(방광에서 요도로 넘어가는 부분) 폐쇄에 따른 것입니다. 대부분의 전립선암은 전립선의 다섯 구역 중 요도 주위의 이행대(移行帶)가 아닌 말초대(末梢帶)에 생기므로 병변이 작은 초기 암에서는 방광경부가 폐쇄될 가능성이 매우 낮습니다. 참고로, 15~20%의 환자는 암이 이행대에 생기는데, 이러한 암은 전립선비대증에 대한 경요도(經尿道) 절제술 시행 후 조직검사를 하다가 우연히 조기에 발견되곤 합니다.

② 혈뇨와 혈정액증

혈뇨 즉 피가 섞여 나오는 오줌은 전립선암에 비특이적이며 흔하지 않아서 환자의 15% 미만에서 생깁니다. 암이 전립선 요도나 방광의 삼각부(trigon)라는 곳으로 국소 침윤을 했을 경우에, 혹은 암에 동반된 전립선비대증에 의하여 혈뇨가 나올 수 있습니다. 정액에 피가 섞여 나오는 혈정액증은 전립선암에서 흔한 것은 아니지만 노년층에서 이런 증상이 보인다면 암일 가능성을 생각해야 합니다.

③ 국소 침윤이 심화되었을 때의 증상

전립선암 국소 침윤의 후반기에 나타나고 광범위한 전이의 가능성을 시사하는 것으로 암의 직장(直腸) 침범과 음경지속발기증(priapism, 성적 자극이 없는데도 음경이 통증을 수반하며 지속적으로 발기해 있는 증상)이 있습니다. 직장 침범 시에 흔한 증상은 변비, 복통, 직장 출혈, 간헐적인 설사 등입니다. 또한 요관 원위부(遠位部, 신장에서 먼 부위, 즉 아래쪽)의 폐쇄가 일어나기도 하며, 이로 인해 신기능 부전이나 요독증과 관련된 증상이 나타날 수 있고, 무뇨(無尿), 핍뇨(乏尿, '소변 감소증'이라고도 하며 오줌의 양이 뚜렷이 줄어드는 것), 부종(浮腫, 몸 전체나 일부가 부어오르는 것), 액체 저류(瀦留, 고이는 현상), 그리고 고칼륨혈증, 저나트륨혈증, 저칼슘혈증, 고뇨산혈증 등에 따른 증상이 생기기도 합니다.

(2) 전이에 의한 증상

① 뼈의 통증

전립선암 말기 환자에게 가장 흔한 증상 중 하나가 허리나 엉덩이 부위의 간헐적이고 매우 심한 통증입니다. 뼈스캔(bone scan) 검사에 의하면 전립선암은 척추뼈, 늑골(갈비뼈), 골반뼈, 대퇴골(넙다리뼈), 어깨뼈 등에 잘 전이됩니다. 드물게 병리적으로 골절이 발생하기도 하는데 대퇴골, 상완골(위팔뼈), 척추뼈 등에 흔히 생깁니다. 병리적 골절이란 외상이 아니라 뼈의 병리적 변화로 인해 뼈가 약해져서 골절이 되는 것을 말합니다.

② 림프절 전이로 인한 부종

전립선암은 주변 림프절로 잘 전이되지만, 전이 암이 정맥 혈관이나 림프액 흐름을 압박할 정도로 커지는 경우는 드뭅니다. 따라서 하지(下肢, 다리) 말초 부위나 음낭의 부종은 암이 많이 진행되어 커졌을 가능성을 시사합니다.

③ 신경 장애

진행된 전립선암 환자들에게는 척수 압박으로 인한 하지 운동신경 장애 등 신경 증상이 흔히 나타나며, 환자의 20%까지 그런 증상을 보입니다. 일반적으로 초기 암은 신경 증상이 없습니다. 척추 경막외(硬膜外) 전이에 의해 척추관이 좁아져서 척수를 압박하는 급성 척추 압박은 즉각적인 치료를 요하는 응급 상황입니다. 경막은 뇌와 척수를 둘러싼 세 겹의 뇌막 중 가장 바깥에 있는 것을 말합니다.

④ 기타 증상

전립선암이 뼈와 림프절 이외의 장기를 침범하는 경우는 드뭅니다. 혹 침범이 일어났다면 광범위한 전이의 일환인 경우가 많습니다. 내장 기관으로의 전이는 종종 비특이적인 증상을 보이는데, 폐 전이에서는 기침과 호흡 곤란이, 간 전이에서는 황달이 나타날 수 있습니다.

16. 조기에 발견하는 방법은 무엇인가요?

전립선암은 무증상으로 질병이 진행되는 시기가 길어 10여 년 전 까지만 해도 이미 진행된 단계에서 발견되는 경우가 많았습니다. 그 이유는 환자가 별다른 증상을 느끼지 못하기 때문입니다. 그러나 최근에는 언론과 암관련 학회들의 꾸준한 노력으로 개인 건강 검진에 전립선특이항원(prostate-specific antigen, PSA) 혈액 검사가 포함되어 조기에 전립선암을 진단을 받는 경우가 늘고 있습니다. PSA 종양표지자(tumor marker)는 전립선 세포에 의해 분비되는 특이 항원을 수치로 측정하는 피검사 방법으로, 전립선암이나 전립선 관련 질병의 진단이나 병세의 경과 관찰에 사용되는 혈액 지표입니다. 나아가 건강검진에서의 경직장(經直腸, transrectal, 직장을 통해서 하는) 초음파검사나 비뇨의학과 의사가 시행하는 직장수지검사를 통해 조기에 전립선암을 진단받는 경우가 증가하고 있습니다.

하지만 주의해야 할 점은 환자가 느끼는 증상만 가지고 전립선암을 일찍 알아내기는 어려운 것이 전립선암의 특징입니다. 한국도 서양과 마찬가지로 생활수준의 향상으로 서구화된 식습관, 노인층 인구의 급증, 종양표지자 검사의 보편화 등에 따라 서양의 남성 1위암인 전립선암이 우리나라에서도 3위까지 증가했으며 가까운 일본은 남성암의 2위까지 올라간 것을 보면 전립선암은 가파르게 증가하는 암이라는 것을 예측할 수 있습니다. 전립선암은 일찍 찾아내어 적절히 치료하면 완치 확률이 매우 높으므로 무엇보다 조기진단이 중요합니다. 완치가 가능한 조기에 발견하려면 정기적인 전립선 검사를 1~2년에 한 번씩은 해볼 것을 권유우하고 있는데, 혈청 PSA 검사, 직장수지검사, 경직장 초음파검사, 전립선 조직검사 등을 선별적으로 시행하게 됩니다. 최근 가이드라인에 따르면 50세 이후에는 1년에 한 번 정도 직장수지검사와 혈청 전립선특이항원(PSA) 검사를 정기적으로 시행 받는 것이 추천되며, 전립선암의 가족력이 있다면 그 시기를 40대로 낮추는 것이 권고되고 있습니다.

> 미국암학회의 전립선암 조기진단 지침을 보면 수명이 10년 이상 남았을 것으로 예상되는 50세 이상의 남자들은 매년 혈청 PSA 측정과 직장수지검사(直腸手指檢査)를 받을 것을 권하며, 특히 흑인들, 그리고 직계가족이나 형제 중 젊은 나이에 전립선암이 발병한 가족력이 있는 사람은 45세부터 검진할 것을 권하고 있다. 환자가 느끼는 증상만 가지고 전립선암을 일찍 알아내기는 어려우므로, 완치가 가능한 조기에 발견하려면 정기적인 전립선 검사가 필요하다. 이럴 경우 혈청 PSA 검사, 직장수지검사, 경직장(經直腸. transrectal, 직장을 통해서 하는) 초음파검사, 조직검사 등을 선별적으로 시행하게 된다.

진단과 검사

17. 전립선암 진단 방법에는 어떤 것들이 있습니까?

먼저 문진(問診), 즉 환자와의 문답을 통해 증상, 병력, 가족력 등을 알아본 뒤 직장수지검사와 혈청 전립선특이항원(PSA) 검사, 경직장 전립선 초음파검사, 그리고 조직검사 등을 실시하여 결과를 확인합니다.

18. 처음에 손가락을 항문으로 넣어 눌러 보던데요.

그것이 바로 직장수지검사입니다. 항문을 통해 직장 속으로 손가락을 넣어 전립선의 후면을 만져 봄으로써 전립선의 크기, 딱딱한 정도, 주변 조직과의 관계를 알아보는 검사로서, 간단하고 안전합니다(그림 6).

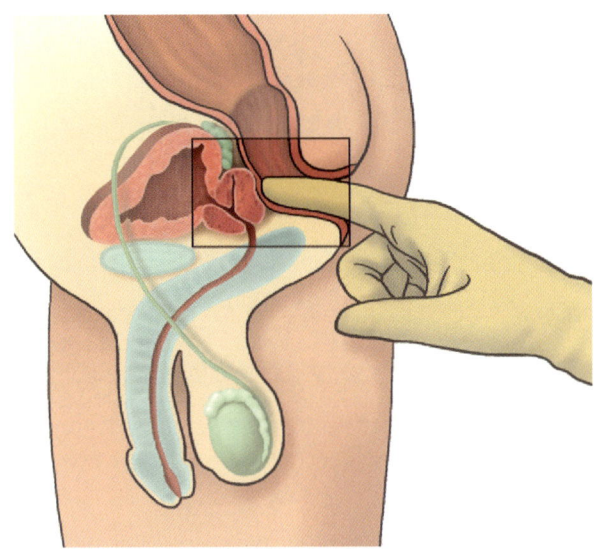

〈그림 6. 직장수지검사〉

전립선암이 있으면 이 검사에서 딱딱한 전립선 결절(結節, 망울)이 만져집니다. 많은 연구 결과 전립선암이 강력하게 의심되는 결절이나 경화(硬化, 딱딱해짐)의 경우엔 50% 정도에서 암이 발견됩니다. 표면의 이상, 정상적인 경계의 소실 등과 비대칭성 또한 전립선암과 관련이 있습니다.

하지만 결절이 만져진다고 해서 모두 암은 아닙니다. 전립선 결핵, 육아종성(肉芽腫性) 전립선염(육아종이란 육아조직을 형성하는 염증성 종양이며, 육아조직이란 모세 혈관과 섬유 모세포 따위로 이루어진 증식력이 강한 어린 결합 조직을 말함), 섬유화된 전립선염, 전립선 결석(結石) 등에서도 결절이 만져질 수 있으므로 이들과의 감별이 필요합니다. 게다가 전립선암은 병변이 상당히 진행될 때까지 결절이 만져지지 않는 경우가 많아 직장수지검사만으로 전립선암을 조기에 진단하는 데에는 어려움이 있습니다. 이러한 이유로 확진을 위해 전립선 조직검사를 시행하게 됩니다.

완치가 가능한 조기 전립선암은 뚜렷한 증상이 없으므로, 특이 증상이 없는 경우에도 일률적으로 직장수지검사를 시행하여 전립선암의 특징적인 국소 변화를 살펴보는 것이 좋습니다. 혈청 전립선특이항원(PSA) 검사가 광범위하게 이용되기 전에는 전립선암의 직장수지검사가 가장 흔한 진단 방법이었으며, 요즈음에도 매우 유용하고 가치 있는 검사로서 전립선 내에 국한된 암을 찾는 데 중요한 수단입니다.

19. 혈청 PSA(전립선특이항원), 유리형 PSA 수치를 많이 거론하는데 무엇인가요?

PSA는 앞에서도 말했듯이 전립선특이항원(prostate-specific antigen)의 약자로, 전립선 상피세포에서 생성되는 일종의 단백질 분해효소를 말합니다. 이것은 전립선암의 진단에 매우 중요한 종양표지자로서, 암이 있으면 혈중의 혈청 PSA 수치가 상승합니다. 일반적으로 1㎖당 3ng(nanogram, 1ng 즉 1 나노그램은 10억분의 1g) 또는 4ng 이상을 비정상치로 간주하는데, 이 기준을 1㎖당 2.5ng으로 낮춰야 한다고 주장하는 비뇨기과 의사들도 있습니다.

PSA는 전립선암이 아니더라도 나이가 많을수록 증가하며, 같은 나이라도 인종에 따라서 다릅니다. 동양인의 경우 전립선 크기가 작고 전립선암의 유병률이 낮으며, 정상 PSA 수치 또한 서양인보다 낮기 때문에 서양의 기준을 무조건 적용하면 전립선암을 놓칠 위험이 있습니다. 이 수치는 전립선비대증, 전립선염 등 다른 전립선 질환에서도 상승하며, 경요도적 전립선 수술이나 전립선 생체검사 등으로 전립선을 건드릴 때, 그리고 성교 시 사정을 한 후에도 증가합니다. 그러므로 혈청 PSA 수치가 상승한 것으로 나타날 경우에는 보다 정확한 진단을 위해 혈청 PSA 검사의 임상적 유용성을 높인 혈청 PSA 연령별 참고치, 혈청 PSA 밀도, 혈청 PSA 속도 등의 기준들을 참고합니다. 한편 전립선비대증의 약물 중 하나인 5α(알파) 환원차단제는 PSA 수치를 절반 가까이 떨어뜨리므로, 이 약물을 복용하는 환자의 경우에는 측정된 PSA 수치의 두 배 가량이 원래 수치라고 짐작합니다.

혈중에서 전립선특이항원(PSA)은 다른 단백질과 결합한 형태 혹은 따로 유리(遊離)된 형태로 존재하는데 전립선암에서는 결합된 형태를 더 많이 만들게 되어 유리형 PSA(Free PSA)의 비율이 감소하는 경향이 있습니다. 따라서 유리형 혈청 PSA의 비율을 측정하는 것이 전립선암의 진단에 도움이 될 수 있습니다.

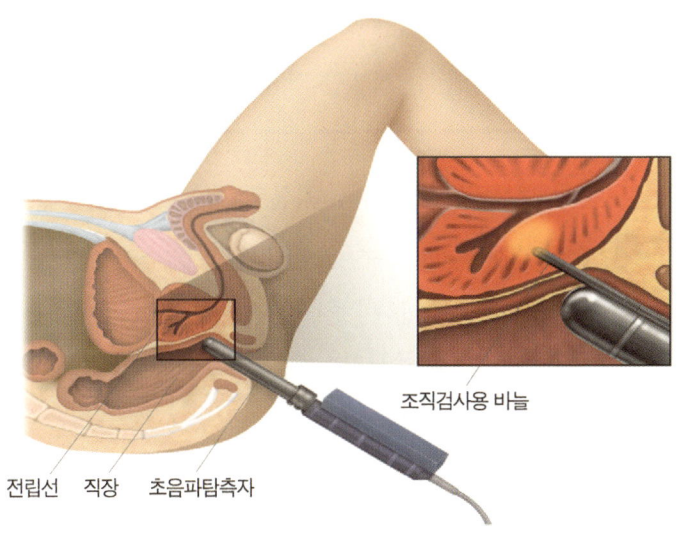

〈그림 7. 전립선 조직검사〉

20. 전립선 조직검사는 어떤 방식으로 하나요?

주로 경(經)직장 초음파검사를 실시하면서 침생검(針生檢, needle biopsy)으로 조직검사를 합니다. 즉, 항문을 통해 초음파 탐촉자(探觸子, probe, 초음파를 발사하고 그 반향을 감지하는 단말 기구)를 삽입하여 검사하다가 암이 의심되는 부위가 보일 때는 탐촉자에 달린 침을 이용하여 직장벽을 뚫고 소량의 전립선 조직을 얻어내 생체검사를 하는 방법입니다(그림 7).

혈청 PSA(전립선특이항원) 검사에서 전립선암이 의심되었지만 경직장 초음파검사에서는 특별한 병변이 보이지 않는 많은 경우, 전립선의 6~12곳에서 조직검사를 하게 됩니다. 특히 일부 전립선암 환자들은 혈청 PSA 검사치가 정상으로 나타나므로, PSA 수치가 낮더라도 직장수지검사에서 결절이 딱딱하게 만져진다면 전립선 조직생검을 해야 합니다. 채취한 전립선 조직을 현미경으로 검사해 암을 확진하게 됩니다.

최근에는 MRI를 이용한 전립선암 진단률이 높아지고 있습니다. 이는 MRI의 영상 판독 기술의 발전을 통해 가능해 졌으며, 초음파와 MRI를 융합(MRI fusion biopsy)한 소프트웨어의 발달로 불필요한 전립선 조직검사 시행률을 낮추고 진단 정확도를 높이는 계기를 마련하였습니다.

21. 조직검사를 앞두고 유의할 점은 뭔가요? 조직검사 후유증이 궁금합니다. 급히 병원에 가야 할 경우도 있는지요?

병원에 따라 다를 수 있지만 대개 하루 정도 입원합니다. 시술 당일은 오전부터 금식하고, 금식 중 당뇨병 약은 먹지 말아야 하나 혈압 약은 괜찮습니다. 단, 지혈 과정에 영향을 주는 혈전용해제(아스피린, 아스트릭스, 쿠마딘, 플라빅스, 헤파린, 티클리드, 로날포베이비 등)는 시술 1주일 전부터 복용을 말아야 합니다. 혈전용해제를 처방한 병원의 담당의사와 상의한 후 1주일간 복용을 중단해야 조직검사를 받을 수 있다는 얘기입니다. 항생제는 입원 시에는 주사제로, 퇴원할 때는 먹는 약으로 처방받습니다.

전립선 조직검사는 비교적 안전한 시술이지만 일시적인 통증과 혈뇨 등은 대부분의 환자에서 발생할 수 있습니다. 약간의 혈뇨가 7일 정도 지속되기도 합니다. 이 밖에 정액에 피가 섞여 나오거나 직장에서 피가 나오기도 하는데, 임상적으로 크게 문제가 되지는 않습니다. 그렇다 해도 혈뇨나 혈변이 심해지지 않도록 섬유질을 포함한 식사를 해서 대변을 무르게 하고, 대소변을 오래 참지 않으며, 피가 완전히 멎을 때까지 운동이나 성관계를 하지 않는 게 좋습니다.

때로는 전립선이 부어서 소변보기가 힘들거나, 아주 드물게는 소변을 못 보는 수도 있습니다. 이럴 경우, 소변을 볼 수 있도록 도뇨관(導尿管)을 삽입하는 등의 조치가 필요합니다.

가장 심각한 합병증은 패혈증(敗血症, 혈관으로 병원균이나 독소가 들어가 순환하면서 심한 중독 증상이나 급성 염증을 일으키는 것)입니다. 약 2%의 환자에게서 발생하는데, 흔히 전신에 열감이나 오한이 느껴집니다. 패혈증이 생기면 입원 치료를 해야 합니다.

혈변과 혈뇨로 인해 배변, 배뇨에 장애가 생기는 경우, 응고된 핏덩어리가 많이 배출되는 경우, 다량 출혈 때문에 빈혈이 생겨 어지러운 경우, 특히 몸이 춥고 떨린다거나 38도 이상 열이 나는 경우 즉시 병원에 가서 치료를 받아야 합니다.

22. PSA 수치가 높아 조직검사를 했는데 암은 아니라고 합니다. 안심해도 되나요?

실제 전립선암에 걸린 환자라도 전립선 조직검사에서 암이 진단되지 않을 수 있습니다. 조직검사에서 암이 발견되지 않았다 해도 직장수지검사와 혈청 전립선특이항원(PSA) 검사 결과를 추적 관찰하여 PSA가 계속 빠르게 증가하는 등 암이 강하게 의심되는 경우에는 반복적으로 조직검사를 해야 합니다.

23. 경직장 초음파란 어떤 검사입니까?

경직장(經直腸) 초음파검사(transrectal ultrasonography, TRUS)는 전립선의 상태를 평가하기 위해 사용하는 가장 효율적이고 간편한 영상검사입니다. 항문을 통해 길쭉한 모양의 초음파 기구를 삽입하여 직장 바로 앞에 위치한 전립선을 가까이에서 보는 검사입니다. TRUS를 통해 전립선의 여러 구역과 정낭, 사정관, 요도 등을 관찰하고 평가할 수 있습니다. 직장수지검사에서 만져지지 않는 병변을 발견할 수 있고, 전립선 용적의 계산이 가능할 뿐 아니라 전립선암이 정낭이나 전립선 피막까지 침범했는지를 파악할 수 있어서 국소적 병기를 결정하는 데도 요긴합니다.

일반적으로 초음파 영상에서 주변 구역에 비해 어두운 덩어리(저에코 병변)가 보일 경우 일단 전립선암을 의심할 수 있습니다.

'저(低)에코(low echogenicity)란 초음파검사상 해당 부위에서 초음파의 반향이 적다는 말로, 이는 그 부위에 무언가가 있음을 뜻합니다. 그러나 저에코로 비치는 병변의 약 20%만이 전립선암이며, 만져지지 않지만 전립선암으로 확인된 1cm 이상의 종양들 중 약 50%만이 초음파검사에서 발견됩니다. 또한 전립선암의 40% 정도는 TRUS 검사에서 주변의 정상 조직들과 구분되지 않습니다. 이처럼 경직장 전립선초음파는 진단에서 특이도와 양성 예측도가 낮은 등 뚜렷한 한계가 있습니다.

기존의 초음파검사를 보완해 주는 색도플러(color Doppler) 초음파검사를 같이 시행하면 진단에 도움을 받을 수 있습니다. 색도플러 초음파란 초음파검사 영상에 추가적으로 조직의 혈류를 측정할 수 있게 하는 검사입니다. 이 검사에서는 전립선암 종괴(腫塊, 종양의 덩이) 내부나 주변의 혈류가 증가되는 양상을 볼 수 있기 때문에 10~20% 정도 암을 더 발견하게 해줍니다. 하지만 색도플러 초음파검사에서 혈류 증가가 안 보인다 하여 전립선암을 배제할 수는 없고, 혈류 증가만으로는 전립선암과 다른 전립선 질환을 감별하는 데도 한계가 있습니다. 따라서 전립선암의 진단에서 색도플러 초음파검사는 보조적 역할만을 하게 됩니다.

앞쪽 항목에서 설명했듯이 초음파검사는 영상진단뿐 아니라 조직검사에도 사용됩니다. 생검 유도장치를 초음파검사 기기의 탐촉자(探觸子, probe) 위에 부착한 다음 경직장 초음파검사를 이용해 생검 위치와 조직 상태를 실시간으로 모니터링하면서 시행하므로 가장 정확하고 안전하게 암으로 의심되는 부위의 조직을 떼어 낼 수 있습니다.

24. 영상검사법 중 왜 CT보다 MRI를 선호하지요?

전립선의 자기공명영상(magnetic resonance imaging, MRI) 검사는 암의 병기와 수술 전 계획, 치료 방법 등을 확정하는 데 사용됩니다. 전립선암은 여러 영상검사법 중 MRI에서 가장 잘 보이는 것으로 알려져 있는데, 정상적으로 밝게 보이는 주변 조직과 달리 암이 생긴 부분은 어둡게 혹은 검게 보입니다. 이는 MRI가 전립선 조직과 주변 부위의 대부분을 이루는 연부조직 간의 성분 차이를 가장 민감하게 반영하기 때문입니다.

암이 아닌 전립선 양성 병변 또한 MRI에서 어둡게 보이기도 하며, 전립선 생검으로 생긴 출혈이 영상에 영향을 주어 암의 진단에 혼선을 초래하는 경우도 없지 않습니다. 그러나 전립선 MRI 검사는 암의 국소병기를 결정하는 데 필요할 뿐 아니라 원발암(原發癌)이 전립선 밖으로 뚫고 나간 경우 또는 정낭으로의 침윤 여부에 대해서도 가장 정확한 정보를 줍니다. 전립선암 진단에서 MRI는 같은 비침습적(非侵襲的, 기구가 몸속으로 들어가지 않는 방식의) 영상검사인 초음파검사, 전산화 단층촬영(computed 또는 computerized tomography, CT)보다 월등히 정확하기 때문에 전립선암의 국소병기 결정에 제일 믿을 만합니다.

25. 주치의 선생님이 PSMA PET 영상검사를 설명하였습니다. 그리고 신의료 기술인 영상 검사법이라고 합니다. 이것은 무엇인가요?

우선 신의료기술이란 건강보험의 급여항목과 비급여항목 어디에도 포함되지 않는 의료기술을 말합니다. 만약 PSMA PET 같은 검사를 의료인이 신의료기술로 결정 신청을 하지 않고 진료에 사용했다면, 환자들에게 부담시킨 신의료기술 진료비는 부당청구로 인한 제재를 받게 됩니다. 그럼 어떤 검사를 신의료기술로 지정하는지 물어보시면, 대부분 최근에 개발된 향상된 검사 방법이나 치료법에 적용한다고 답변드릴 수 있습니다. 우리나라에서는, 여러 법령에 의거해 아직 임상에서는 사용되지 못하고 임상연구 차원에서만 사용이 되는 경우 신의료기술로 신청을 하여 임상에 사용하게 됩니다. PSMA PET 검사가 대표적인 신의료기술 검사법이며 향후 시간이 지나면 국내 모든 기관에서 보험이 적용되는 검사법으로 바뀔 가능성이 높습니다. 이 검사의 가장 큰 장점은 뼈스캔(bone scan), CT, FDG PET 등의 기존 영상검사보다 전립선암세포에 대한 민감도가 높아 작은 수준의 전이나 재발 부위를 조기에 찾아낼 수 있다는 것입니다.

26. 글리슨 점수라는 것은 무얼 뜻합니까?

전립선암의 조직학적 등급(생검 또는 수술을 통해 채취된 조직을 현미경으로 보았을 때 보이는 특징들을 기반으로 매긴 급수)은 임상적 예후(豫後), 즉 병의 경과에 대한 전망과 밀접하게 연관되며, 선(腺) 조직의 분화 정도, 세포학적 이형성(異形性, 종양 조직의 구조가 정상 조직과 다른 성질) 정도, 세포핵의 이상소견 등에 따라 분류합니다. 암의 조직학적 등급은 장기마다, 암의 종류마다 다른데, 전립선선암에서는 재현성(다른 병리학자가 보았을 때도 동일한 결과를 보고할 수 있는 정도)과 예후에 대한 예측성이 높은 글리슨 등급(Gleason score)이 널리 쓰이고 있습니다.

먼저 암 조직을 현미경으로 관찰한 뒤 가장 많이 나타나는 선(腺) 형태에 대해 분화도가 제일 좋은 1점에서부터 가장 나쁜 5점까지 점수를 매깁니다(분화도란 문제의 암 조직이 정상적인 전립선 조직과 얼마나 다르고 악성도가 어느 정도인지를 나타내는 것). 대개 전립선암은 전체 암세포나 암의 구조가 똑같지 않으므로 둘째로 많이 나타나는 양상의 점수도 매깁니다. 가장 많은 양상의 점수와 다음으로 많이 나타나는 양상의 점수를 합하면 최저 2점에서 최고 10점 사이가 됩니다. 이 수치를 글리슨 점수라고 합니다. 글리슨 점수가 4 이하이면 분화도가 아주 좋은 것이며, 5~7은 중등도, 8 이상은 분화도가 나쁜 암으로 분류됩니다. 글리슨 점수 7 이상은 피막 침범과 정낭 침범, 절제 변연 양성(암덩어리를 적출한 절제면의 가장자리

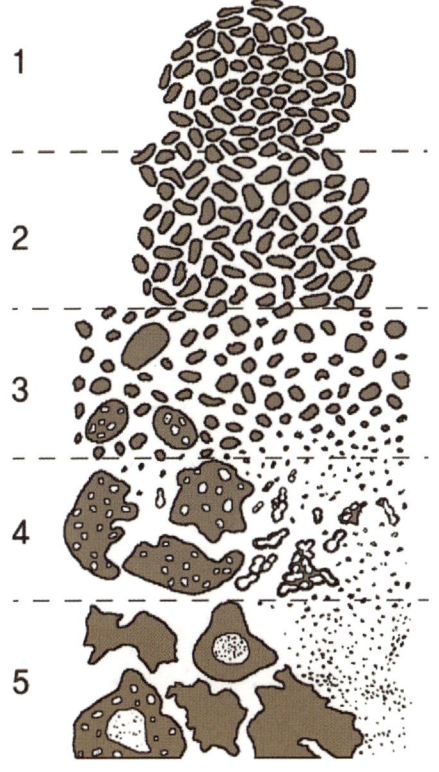

〈그림 8. 전립선암의 글리슨 점수〉

에 암세포가 남아 있는 것이 현미경 검사상 관찰되는 것), 림프절 전이 등에 대한 의미 있는 예후인자로 생각됩니다. 즉, 임상적으로 나쁜 분화도의 전립선암임을 나타내는 것입니다(그림 8). 결론적으로 글리슨 점수를 1-5 단계로 그룹화하면 다음과 같습니다.

글리슨 점수 (Gleason score)	그룹 (Grade group)	점수의 암세포 형태학적 의미
글리슨 점수 6 (또는 3 + 3 = 6)	1 그룹	정상세포와 유사하며, 아주 천천히 진행하는 암세포
글리슨 점수 7 (또는 3 + 4 = 7)	2 그룹	대부분의 세포가 정상 세포와 유사하고 천천히 자라는 경향
글리슨 점수 7 (또는 4 + 3 = 7)	3 그룹	정상 세포와는 좀 다르지만 중간 정도의 성장 속도의 암세포
글리슨 점수 8 (또는 4 + 4 = 8)	4 그룹	몇몇 세포들은 비정상 암세포의 형태를 보이며 중간속도의 성장 속도를 보이는 암세포
글리슨 점수 점수 9 또는 10 (또는 4 + 5 = 9, 5 + 4 = 9 또는 5 + 5 = 10)	5 그룹	비정상 암세포로 보이며 빠르게 자라는 암세포

27. 조직생검 결과 전암성 변화가 발견됐다는데 무슨 뜻인가요?

전립선에 생긴 전암성(前癌性) 변화를 전립선 상피내(上皮內) 신생물이라고 하는데, 전립선암 환자의 약 3분의 1에서 발견됩니다. 분화도가 나쁜 고악성의 상피내 신생물은 침윤성(인접 조직으로 번지는 성질) 전립선암의 80%에서, 분화도가 좋은 저악성의 상피내 신생물은 침윤성 전립선암의 20%에서 발견됩니다. 고악성의 신생물은 전립선암의 전구(前驅, 병 따위가 일어나기 직전에 나타나는) 병변으로 생각됩니다.

전립선 상피내 신생물은 현미경적으로만 진단할 수 있는 병변이며 암은 아니므로 치료할 필요는 없습니다. 그러나 이 병변이 있는 환자는 전립선암이 생길 가능성이 높으므로 정기적으로 검사를 받아야 합니다. 이때 검사주기를 얼마로 할 것인지는 책마다 논문마다 의사마다 각기 다를 수 있습니다. 환자의 연령이나 PSA 수치 등에 따라서도 달라집니다.

28. 조직생검 결과와 수술 후 조직검사 결과가 다른데 왜 그럴지요?

조직 생체검사는 전립선암을 확진할 수 있는 유일한 방법입니다. 전립선 생검은 직장 안에서 초음파의 유도 아래 6~12 군데의 전립선 조직을 채취합니다. 위내시경, 대장내시경의 생검과 초음파 또는 X선의 유도 아래 실시하는 생검 간의 가장 큰 차이는 병변을 보지 못한다는 점입니다. 예컨대 위내시경으로 조직을 채취할 때는 암 조직을 내시경으로 보면서 떼어내는 반면, 전립선 생검에서의 초음파는 전립선을 확인하는 데만 사용됩니다. 따라서 진단율을 높이기 위해 6~12개의 조직을 위치를 확인하며 바늘로 채취합니다. 물론 직장수지검사에서 결절이 만져지거나 초음파에서 특히 의심스러운 병변이 보이는 경우에는 추가로 표적생검을 실시합니다.

전립선에서 얻은 조직에 대한 병리학적 진단은 현미경을 통해서 하는데, 기본 염색으로 감별하기 힘든 종양이나 크기가 극히 작은 암의 경우, 진단이 어려우므로 암의 특징을 찾아내기 위해 각각의 표본에 대한 특수 면역조직 화학염색을 시행합니다. 수술 후 조직검사에서는 절제한 전립선 조직 전체를 3mm 간격으로 계속 얇게 자릅니다. 이렇게 자른 것들을 절편(切片)이라 합니다. 다른 대부분의 암에서는 대표적인 부분들만 현미경 검사를 하는 데 비해 전립선암에서는 모든 조직을 현미경으로 봅니다. 전립선암은 육안으로 확인하기가 쉽지 않고, 전립선 내 여러 군데에 존재하는 경우가 많으며, 여러 군데의 조그마한 암 중 하나라도 전립선의 껍질을 침범하면 예후가 달라지기 때문입니다. 수술 후 병리검사에서는 이처럼 절제한 전립선 전체를 검사하기 때문에 처음 생검과 다른 결과가 나올 수 있습니다.

29. 전립선암의 병기는 어떻게 판정하나요?

현재 가장 널리 사용되고 있는 전립선암의 병기분류법은 TNM 병기입니다(그림 9). TNM 약자의 의미는 다음과 같습니다.

- ① T category: 전립선 원발암(primary tumor) 종양을 뜻합니다. T category는 임상병기(clinical T stage)와 병리학적 병기(pathologic T stage)로 나눕니다.
- ② N category: 원발암과 가까운 임파선(lymph node) 침범 여부를 뜻합니다.
- ③ M category: 다른 장기나 조직으로의 전이(metastasis)를 뜻합니다.

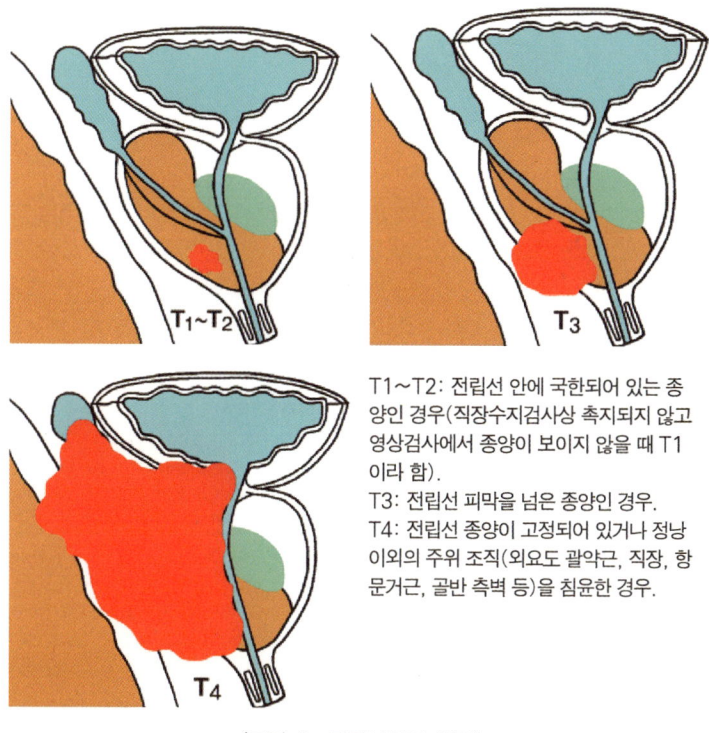

T1~T2: 전립선 안에 국한되어 있는 종양인 경우(직장수지검사상 촉지되지 않고 영상검사에서 종양이 보이지 않을 때 T1 이라 함).
T3: 전립선 피막을 넘은 종양인 경우.
T4: 전립선 종양이 고정되어 있거나 정낭 이외의 주위 조직(외요도 괄약근, 직장, 항문거근, 골반 측벽 등)을 침윤한 경우.

〈그림 9. 전립선암의 병기〉

여기에 혈청 전립선특이항원(PSA) 수치 및 전립선 조직 생검에서의 글리슨 점수(Gleason score, GS)라는 예후인자가 포함되어 로마 기호인 그룹 I에서부터 IV까지 병기를 나누게 되었습니다. 2021년 10월 기준 AJCC(the American Joint Committee on Cancer) TNM 병기는 다음과 같습니다.

AJCC 병기	병기 구성	
I	• cT1, N0, M0 • Grade Group 1 (Gleason score 6 이하) • PSA < 10	또는
	• cT2a, N0, M0 • Grade Group 1 (Gleason score 6 이하) • PSA < 10	또는
	• pT2, N0, M0 • Grade Group 1 (Gleason score 6 이하) • PSA < 10	또는
IIA	• cT1, N0, M0 • Grade Group 1 (Gleason score 6 이하) • PSA 10~20	또는
	• cT2a 또는 pT2, N0, M0 • Grade Group 1 (Gleason score 6 이하) • PSA 10~20	또는
	• cT2b 또는 cT2c, N0, M0 • Grade Group 1 (Gleason score 6 이하) • PSA < 20	또는
IIB	• T1 or T2, N0, M0 • Grade Group 2 (Gleason score 3+4=7) • PSA < 20	
IIC	• T1 또는 T2, N0, M0 • Grade Group 3~4 (Gleason score 4+3=7 또는 8) • PSA < 20	
IIIA	• T1 또는 T2, N0, M0 • Grade Group 1~4 (Gleason score 8 이하) • PSA 20 이상	
IIIB	• T3 또는 T4, N0, M0 • Grade Group 1~4 (Gleason score 8 이하) • Any PSA	

AJCC 병기	병기 구성	
IIIC	• Any T, N0, M0 • Grade Group 5 (Gleason score 9 또는 10) • Any PSA	
IVA	• Any T, N1, M0 • Any Grade Group • Any PSA	
IVB	• Any T, any N, M1 • Any Grade Group • Any PSA	

전립선암의 치료

30. 전립선암은 어떻게 치료합니까?

전립선암의 치료 방법을 결정하는 데는 병기와 종양의 분화도, 환자의 나이와 건강 상태를 잘 고려해야 합니다. 병기는 암이 얼마나 퍼져 있는지를 말해 주며, 분화도는 암 조직이 정상 전립선 조직과 얼마나 다르고 악성도가 어느 정도인지를 나타냅니다.

일반적으로 전립선암의 치료법에는 적극적 관찰요법, 근치적 수술, 방사선치료, 호르몬치료, 항암화학치료, 2차 호르몬 치료, 표적치료, 임상 연구 등이 있으며, 경우에 따라 하나 이상의 방법을 병행하기도 합니다. 국소적으로 진행된 전립선암의 경우에는 아직 이론(異論)이 많으나 근치적 수술, 방사선치료, 호르몬치료 등을 단독으로 또는 병용하여 실시합니다. 또한 최근에는 임상 연구나 2차 호르몬 약제를 투여하기도 합니다. 이미 다른 장기로 전이가

된 전이 전립선암의 경우에는 남성호르몬의 생성을 억제하거나 남성호르몬이 전립선 조직에 작용하는 것을 막는 호르몬치료를 시행함과 동시에 2차 호르몬 약제를 같이 병행하여 사용합니다. 아니면 항암치료와 호르몬 요법을 같이 병행하기도 합니다. 이는 암의 특징과 전이 부위, 종양 부담 등에 따라 의사가 최종적으로 결정하게 됩니다. 이 치료를 시행하면 환자의 약 80~90%가 증상 호전을 보이지만 시간이 지남에 따라 약제 저항성과 내성으로 인해 효과가 떨어지며, 더 이상의 어떠한 치료에도 반응 하지 않는 경우에는 증세 완화치료를 고려하게 됩니다. 하지만 환자의 치료 의지가 강력한 경우 적응증에 해당된다면 임상연구에 참여하여 새로운 약제를 투여 받을 수 있습니다. 어떠한 경우에도 호르몬 치료는 계속되어야 합니다. 또한 모든 치료는 환자 삶의 질에 어떠한 영향을 줄 것인가를 충분히 고려하여 선택합니다.

31. 감시 대기(watchful waiting) 요법이란 어떤 것인가요?

밀접하게 환자의 상태를 관찰하지만 증상이 나타나거나 증세가 악화되지 않는 한 근치적 치료를 하지 않고 두고 보는 치료 방침입니다. 고령의 환자에서 전립선암이 천천히 진행하는 상황에서 사용되는 것이 대표적인 예이다. 치료에 따른 위험이 치료에 따른 이득보다 큰 경우에 주로 쓰이는 방법이다. 능동 감시와 다른 점은, 능동 감시는 언제든지 치료를 시작할 수 있는 상태로 치료 시기를 결정하는 것이라면 감시 대기는 치료 시작 시기는 결정이 되어있지 않으며 치료 여부 또한 계획되어 있지 않을 수 있습니다. 따라서 환자 및 보호자와 충분한 상의를 통해 결정해야 하는 요법이며, 고령의 순한, 조기 전립선암에서 고려해 보는 치료법입니다.

32. 능동 감시(active surveillance) 요법은 무엇인가요?

80세 이상의 고령이면서 글리슨 6점 이하로 전립선암 초기인 경우에는 암이 천천히 자라므로 치료를 당장 시작하는 게 불필요할 수도 있습니다. 능동감시 요법(적극적 관찰)이란 주기적인 검사를 통해 병의 진행을 면밀히 추적·관찰하는 것으로, 관찰 결과에 따라 필요하면 치료를 시작하게 됩니다. 다른 중한 질환이 있는 환자에게도 이 방법을 사용할 수 있습니다. 그러나 10년 이상의 생존이 기대되면서 분화도가 나쁜 전립선암을 가진 환자들에게는 적절한 대처 방법이 아닙니다. 중요한 것은 환자 및 보호자와 상담을 통해 환자의 건강 상태, 치료 의지 등에 대한 충분한 상담을 통해 결정을 내려야 한다는 점입니다. 이 치료 방법은 치료로 인한 부작용을 겪지 않으므로 특별히 생활을 변화시킬 필요가 없다는 장점이 있습니다. 반면 전립선암이 계속 진행될 수 있고, 주기적인 조직검사를 포함한 추적 검사에 시간과 비용이 많이 들 수 있다는 것은 단점입니다.

수술적 치료

33. 수술 방법이 여러 가지라면서요?

전립선 전체와 함께 정낭, 정관 같은 주변 조직과 골반 림프절까지 제거하는 것을 근치적 전립선 절제술(적출술)이라고 합니다. 이것은 전립선 밖으로 번지지 않은 국소적 암에 대한 대표적인 치료법입니다. 근년 들어 전립선 부위의 해부학적 구조와 기능에 대한 지식이 더 깊어지고 수술 장비(예컨대 수술용 로봇)와 기술 또한 발전했기 때문에 발기에 관여하는 신경·혈관 다발과 요실금(尿失禁, 오줌이 뜻하지 않게 저절로 나오는 증상) 방지에 중요한 요도 괄약근 등을 최대한 보존할 수 있게 돼 요실금, 발기부전 따위의 주요 합병증이 크게 감소했습니다. 이 방식은 전립선을 완전히 도려내는 것이므로 암세포가 남지 않는 장점이 있어 대체로 뛰어난 치료 성적을 보입니다. 그러나 수술 결과 암세포가 전립선에 국한되지 않았음이 발견된다면 추가 치료가 필요할 수 있습니다.

근치적 전립선 절제술을 실시하는 데는 하복부를 절개하는 방법(치골후 전립선 절제술)과 다리 사이 회음부를 절개하는 방법(회음부 전립선 절제술)이 있는데, 최근에는 복강경(腹腔鏡)을 이용하거나 수술용 로봇을 이용하는 방법도 쓰이고 있습니다. 복강경이란 잘 알다시피 내시경의 일종으로 배벽에 작은 구멍을 뚫고 삽입하여 뱃속 장기를 시각적으로 검사하고 수술까지 하는 기구를 말합니다.

근치적 치골후 전립선 절제술(radical retropubic prostatectomy, RRP)은 전립선을 적출하면서 골반 내 림프절까지 제거할 수 있다는 장점이 있습니다. 그러나 음경의 위쪽 면으로 혈류가 통하는 배부정맥을 묶어 놓아야 하는데, 쉽게 묶이지 않는 경우가 많으므로 출혈이 심해 수혈이 필요한 경우가 많습니다.

근치적 회음부 전립선 절제술(radical perineal prostatectomy, RPP)은 음경 배부정맥을 묶지 않고도 전립선을 도려낼 수 있으므로 출혈이 거의 없으며 절제 후에 방광 경부와 요도를 이어줄 때도 시야가 좋다는 장점이 있으나, 직장을 손상할 위험이 있고 골반 내 림프절을 절제하기 위해서는 복부를 따로 절개해야 한다는 단점 또한 있습니다. 이때 따로 절개를 하지 않고 복강경을 이용한 골반 내 림프절 절제술을 쓰기도 합니다. 개복수술 없이 림프절 전이 여부를 알 수 있으므로 회음부 전립선 절제술과 함께 많이 이용됩니다.

최근의 수술방법은 15년 전부터 시작되어 이제는 보편화된 로봇을 이용한(로봇보조) 복강경근치적 전립선 절제술(robot-assisted laparoscopic radical prostatectomy, RALRP)입니다. 이 방법은 어느 수술방법보다 안전하며 합병증 발생률이 낮고 회복이 빠르다는 장점이 있습니다. 비록 비용 부담은 있지만 현존하는 전립선암 수술로는 가장 좋은 수술적 치료 방법입니다.

34. 수술을 하면 완치가 되나요?

국소 전립선암에 대한 근치적 전립선 절제술의 치료 성적은 아주 뛰어납니다. 조지프 G. 트라파소(Joseph G. Trapasso) 등의 연구에 따르면 601명 수술 환자의 전체 10년 생존율은 86%(전립선암 이외의 원인으로 사망한 경우도 생존율에 넣지 않은 수치), 전립선암만을 놓고 10년 생존율을 따지면 94%였다고 보고했으며, 호르스트 징케(Horst Zincke) 등은 3,170건의 사례 분석에서 전체 10년 생존율 75%, 전립선암에 대한 10년 생존율 90%를 보고했습니다. 최근의 연구 결과들은 10년 생존율을 95%까지도 보고하고 있습니다. 수술 후 10년, 15년 생존율은 연령을 통계적으로 보정한 일반인들의 생존율과 차이가 없다고 하겠습니다. 즉, 임상적 국소 전립선암 환자에게 적절하게 근치적 전립선 절제술을 시행하면 전립선암이 없는 일반인과 같은 수명을 기대할 수 있다는 얘기입니다.

하지만 임상적인 병기 측정을 잘못해서 전립선에 국한된 것으로 생각했던 종양 중 높게는 50%까지에서 피막 외 침윤이 있으며, 중등도 혹은 고위험군에서는 종양 재발도 흔한 것으로 알려졌습니다. 그렇다 해도 전립선암은 본디 서서히 진행되는 특성이 있는 만큼 잔존 종양 또는 재발 종양이 방사선치료나 호르몬치료의 구제요법에 반응할 수 있으므로 수술 후 환자를 추적 관찰하면서 혈청 전립선특이항원(PSA)을 꾸준히 측정하는 일의 중요성이 점차 커지고 있습니다.

암이 전립선에만 국한된 경우 수술 후 5, 10년간 재발 없이 생존할 확률은 90.0%, 94.4%입니다. 근치적 전립선 절제 수술 후 10~40%에서는 5년 내에 혈중 PSA 수치가 상승할 수 있는데 이것은 치료가 실패했음을 의미하며 결국 7~10년 이내에 임상적으로 재발하게 됩니다.

35. 재발율이 높은 고위험성(국소 진행성) 전립선암이라고 하는데 어떻게 치료해야 하나요?

고위험성/국소 진행성 전립선암의 치료방법은 단독으로 사용하는 것보다는 방사선 치료, 남성호르몬 박탈요법(1차 호르몬 치료), 수술적 요법 등을 병합하는 다학제적 접근을 통하여 여러 분야의 전문가가 함께 치료 방향에 대하여 논의해야 하며, 각각의 치료로 인한 이점과 발생할 수 있는 부작용 등이 개개인의 환자에 맞게 고려되어야 합니다. 일반적으로 고위험 전립선암 환자에게 방사선 치료 시 남성호르몬 박탈요법이 장기간 병행되는 것이 생존율을 유의하게 높이는 것으로 알려져 있습니다. 수술적 치료의 경우 과거에는 T3 이상의 임상 병기 환자에서 잘 시행되지 않았는데, 이들에서 수술적 치료를 시행할 경우 수술가장자리 양성이 나타나거나 재발되는 경우가 많았기 때문입니다. 그러나 최근의 보고에 의하면, 고위험 전립선암 환자에서 수술이 방사선 치료에 비해 생존율 향상에 도움이 되었으며, 특히 젊은 환자에 있어서 적극적 치료로서의 가치가 더욱 인정된다는 대규모 코호트 연구 결과들이 최근 차례로 발표되고 있어 고위험군 혹은 국소 진행성 전립선암의 치료에 있어 근치적 절제술은 충분히 선택할 수 있는 적극적인 치료 방법 중의 하나입니다. 또한 최근에는 이들 환자군들에 대한 2차 호르몬 요법을 사용하는 임상연구도 진행되고 있습니다.

36. 로봇보조 복강경근치적 전립선 절제술의 장단점은 무엇입니까?

현존하는 근치적 전립선 절제술 중 가장 안전하고 회복이 빠른 수술법입니다. 단 몇 가지 전제 조건이 있습니다. 절개와 절제를 최소화함으로써 신체의 생리적 변화와 통증을 가능한 한 적게 하여 빠른 회복을 유도하는 '최소 침습(侵襲) 수술(minimal invasive surgery)'은 요즘 외과 수술의 주된 개념으로서 병기가 높지 않고 종양 부담이 적은 경우에 효과적인 수술적 치료 방법입니다. 이는 수술 부위를 10~15배 확대하여 보여주는 3차원 입체 영상, 로봇 팔의 자유로운 움직임, 의사의 손떨림 방지 장치 등을 활용하여, 전통적 방법보다 훨씬 정교한 수술이 가능하고 합병증과 회복력에 있어 상대적으로 우수함이 여러 연구 등을 통해입증되었습니다. 다빈치 로봇 전립선 절제술은 의료의 최첨단을 걷는 미국에서뿐 아니라 전 세계적으로 국소성 전립선암에 대한 표준적 치료 방법의 하나로 받아들여지고 있으며 지속적으로 발전하고 있습니다.

① 장점

1) 부작용을 최소화했습니다. 로봇 수술에서는 요도 괄약근과 신경, 혈관의 손상이 매우 적어 수술 후의 큰 문제점인 요실금, 발기부전 등이 최소화되었습니다.

2) 출혈이 적습니다. 전립선암 수술을 할 때 일반적으로 900㎖의 출혈이 있으나 다빈치 로봇 수술에서는 출혈이 크게 줄었습니다.

3) 수술 절개 상처가 작아서 수술 후 통증이 크지 않고 회복이 빠릅니다. 따라서 일상생활과 사회활동으로의 복귀가 빠릅니다.

4) 정교한 수술이 가능합니다. 다빈치 로봇 수술은 기존 수술과 달리 10~15배 확대된 화면을 보면서 사람의 손과 똑같이 움직이는 로봇 기구로 정교하게 수술을 하기 때문에 예전엔 불가피했던 혈관과 신경의 손상을 최대한 줄일 수 있습니다. 또한 암 덩어리를 비교적 쉽게 잘 제거할 수 있어 재발을 최소화합니다.

② 단점

1) 의료보험 혜택이 적용되지 않아서 수술비가 비쌉니다.

2) 고도비만이거나 몸집이 작은 환자는 포트(수술 시 로봇 팔의 출입을 위해 인체에 구멍을 뚫기 위한 기구) 삽입 위치를 정하기 어려워 로봇 수술을 하지 못할 수도 있습니다.

3) 수술을 준비하는 데 추가 시간이 필요합니다.

37. 수술할 때의 전신마취에 대해 설명해 주세요.

마취는 환자가 통증 없이 수술을 받을 수 있는 상태를 유지토록 해주는 것입니다. 물론 생명에 영향을 주지 않는 마취여야 합니다. 마취의 종류는 크게 전신마취, 부위마취, 국소마취로 나뉩니다.

전신마취는 말 그대로 온몸을 마취하는 것입니다. 중추신경계를 억제하는 약물을 투여해 환자가 의식이 없어지고 유해 자극에 대한 반사 또한 소실되며 통증을 느끼지 않고 근육이 이완되는 등 네 가지 효과가 모두 발생한 상태를 말합니다. 그리하여 수술에 필요한 최적의 생리 상태를 유지시키면서 지속적으로 환자의 상태를 감시하게 됩니다. 전신마취를 하면 환자 스스로 호흡을 할 수 없기 때문에 기도(氣道) 안에 튜브를 삽입해 호흡을 조절합니다. 또한 말초동맥의 산소포화도와 심전도, 혈압 등을 감시하는 장치, 필요에 따라 침습적 동맥압, 중심정맥압, 심박출량, 폐동맥압 등을 점검하는 장치 등 다양한 도구와 기계들을 활용합니다.

전신마취는 약제의 투여 경로에 따라 흡입 마취와 정맥마취로 나눌 수도 있습니다. 폐를 통해 마취용 약제를 흡입시키는 것이 흡입마취이며, 정맥 내로 약물을 주사하는 것이 정맥마취입니다.

38. 허리 디스크가 있으면 척추마취가 불가능한가요?

척추마취란 허리 속 척추신경을 둘러싸고 있는 공간에 국소마취제를 투여하는 것으로, 하지 수술이나 하복부 수술 시에 주로 시행합니다. 전신마취에 비해 수술 후 폐합병증이 적으므로 간단한 전립선 수술 등에도 추천되고 있습니다. 수술의 종류와 부위, 체형 등에 따라 환자가 왼쪽이나 오른쪽으로 누운 자세, 혹은 앉은 자세에서 마취를 합니다. 옆으로 눕는 경우에는 새우처럼 최대한 등을 구부려서 척추뼈 사이의 공간이 넓게 노출되도록 해야 환자도 편하고 마취 담당 의사도 시술을 잘 할 수 있습니다(그림 10).

척추마취는 환자에게 허리 디스크가 있어도 실시할 수 있습니다. 다만, 수술 전 마취통증의학과 의사에게 자세한 병력(허리 수술을 받았는지, 다른 수술을 받은 적이 있는지, 마취는 경험했는지, 전신 상태는 어떤지 등)을 알리고, 허리 상태, 건강 상태 등을 진단받은 다음 마취 계획을 짜도록 합니다. 척추마취를 하지 않을 경우는 환자가 거부할 때, 환자에게 혈액응고병증이 있거나 천자(穿刺, 속이 빈 가는 침을 몸 속에 찔러 넣어 체액 등을 뽑아내는 일) 부위의 감염, 패혈증, 저혈량증, 특정한 신경학적 질환이 있을 때 등입니다.

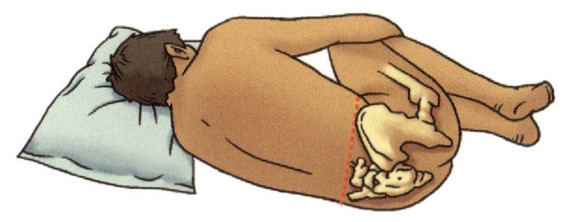

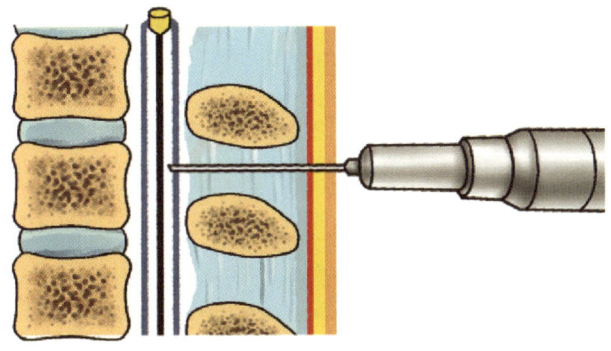

〈그림 10. 척추마취를 할 때의 자세와 마취 부위〉

39. 수술을 하고 나면 왜 허리가 아픈 거지요? 척추에 놓은 마취 주사 때문인가요?

수술 후 허리가 아픈 것은 마취주사 때문이라기보다 수술이 진행되는 동안 척추 주위 근육이 이완돼 있어 자세가 불안정하고,

요추(腰椎, 허리뼈) 사이와 요천추(腰薦椎, 요추와 천추. 천추란 척추뼈 가운데 허리뼈 아래쪽에 있는 다섯 개의 뼈로, 성인이 되어서는 하나로 붙어서 엉치뼈를 이룸) 인대가 당겨지기 때문입니다. 수술 시간이 길수록, 수술 후 장기간 침대에 누워 있을수록 요통이 더 많이 발생하는 것으로 알려져 있습니다. 전신마취 후에도 요통이 나타날 수 있습니다.

40. 수술 후에는 어떤 합병증이 생길 수 있나요?

근치적 전립선 절제술을 받다가 전립선 주위의 신경이나 근육을 다치는 수가 있으며, 그럴 경우 요실금과 발기부전이 오기도 합니다.

배뇨 조절은 요도 괄약근(括約筋, '조임근'이라고도 하는 괄약근은 고리 모양의 근육으로 입, 항문, 요도 따위에 있으며, 오므리거나 벌림으로써 생체 기관의 열고 닫음을 조절함)과 골반저근(骨盤底筋, 자궁과 방광 등을 받치고 있는 근육) 등이 맡고 있는데, 이들이 손상되면 요도가 제대로 닫히지 않아 요실금이 일어납니다. 수술시 요도 괄약근의 손상이 미미하더라도 많은 환자가 수술 후 도뇨관을 제거하고 나면 소변 조절이 어렵다고 호소하지만, 대부분은 이내 방광 조절에 적응합니다. 한데 괄약근이 약해진 일부 환자들은 긴장했거나 운동을 할 때, 또는 기침을 할 때 요실금을 경험하며, 더 소수의 환자들은 문제가 보다 심각해서 성인용 패드를 이용하기도 합니다.

일반적으로 전립선암은 성적 호기심의 강도와 성행위 빈도를 낮추며, 수술이나 남성호르몬 차단 치료를 받으면 그런 현상이 더욱 심화됩니다. 발기가 되거나 발기를 유지하는 능력이 치료 전에 비해 60% 이상 나빠지고, 성적 쾌감도 60% 이상 떨어집니다. 발기부전은 전립선암 때문에 생긴 정신적 문제에 의해서도 발생합니다. 근치적 전립선 절제술 후에 나타나는 가장 흔한 문제점은 발기부전으로, 수술로 인해 전립선 좌우에 있는 발기 관련 신경이 손상됐을 경우 발기 장애가 일어날 수 있는데 모든 암세포를 제거하기 위해서는 이 같은 발기부전 위험을 감수해야 할 때도 있습니다. 근치적 전립선 절제술 후 발기 장애는 신경·혈관 다발의 보존 여부, 수술 전 발기 능력, 나이 등에 따라 달라지는데 양측 신경·혈관 다발이 보존되도록 수술을 받고 3년이 경과한 환자 중 60세 이하는 76%가, 60~65세는 56%, 65세 이상은 47%가 발기력 회복을 보였다고 합니다. 다행스럽게도 최근 로봇 수술의 도입으로 발기부전의 합병증은 10~15%로 줄어들었습니다.

    로봇 수술로 인한 발기 부전 합병증에 영향을 미치는 가장 중요한 인자는 병기와 종양 부담입니다. 암이 많고 병기가 높을수록 발기신경 보존이 힘들어질 수 있습니다. 하지만 이외에는 발기 회복력과 함께 요실금 예방률은 과거 개복수술에 비해 현저히 향상된 결과를 보여주고 있습니다.

41. 수술 후 암의 재발은 어떻게 확인할 수 있나요?

전립선암을 치료하는 중에도, 치료가 끝난 후에도 주기적으로 암의 진행 여부와 재발 여부를 검사하고 다른 치료가 추가로 필요한지를 평가해야 합니다. 재발 검사로는 혈청 전립선특이항원(PSA) 검사와 직장수지검사, 방사선 검사(CT/MRI), 방사선동위원소 검사(Bone scan, PET-CT, PSMA-PET) 등이 있습니다. 전립선암은 특히 림프절(특히 골반 림프절)과 뼈 등에 잘 전이되므로 이런 부위들의 암 전이 여부를 우선적으로 확인합니다.

최근에는 prostate-specific membrane antigen(PSMA) PET scan이라는 핵의학 영상학적 검사 방법이 개발이 되었습니다. 미국과 유럽 등에서는 벌써 식약청으로부터 허가를 받아 임상에 사용하는 기관이 늘고 있습니다. 우리나라는 아직 여러 법령에 의거해 아직 임상에서는 사용되지 못하고 임상 연구 차원에서만 사용이 되고 있습니다. 이 검사의 가장 큰 장점은 기존의 bone scan 검사 방법이나 CT, FDG PET 영상검사보다 전립선암세포에 대한 민감도가 높아 작은 수준의 전이나 재발 부위를 조기에 찾아낼 수 있다는 점입니다. 이로 인해 조금 더 일찍 치료 계획을 세워, 적극적인 치료로 생존 예후에 도움을 준다는 연구 결과가 보고되고 있습니다. 앞으로 우리나라도 곧 이 핵검사를 도입할 것으로 생각됩니다.

42. 생화학적 재발이란 무엇인가요?

생화학적 재발은 의사들이 사용하는 단어로 과거의 1차 호르몬 시대대 사용하던 개념입니다. 요즘은 생화학적 재발보다는 호르몬 수용성과 호르몬 불응성 전립선암 발생으로 나누고 있습니다. 생화학적 재발은 호르몬 불응성 전립선암으로 보면 될 것 같습니다. 용어에서 보듯 임상적으로 아직 암이 재발하지는 않았어도 혈청 전립선특이항원(PSA)이 증가하여 재발을 예고하는 상태를 생화학적 재발이라고 말합니다. 국소적 전립선암의 근치적 치료 후 생화학적 재발은 보통 5년 안에 약 30%에서 일어나며, 수술 후 8년 쯤 지나면 임상적인 재발이 일어납니다. 생화학적 재발이 발생했다고 반드시 임상적 재발로 이어지는 것은 아니며, 임상적인 재발이 발생하더라도 그 시기는 매우 다양합니다. 최근의 연구 결과는 영상기술의 발달로 생화학적 재발이 발생된 경우 핵의학검사로 재발 부위를 진단할 수 있게 되었습니다. 하지만 아직까지 국소 전립선암 치료 후 생화학적 재발 시 어떤 치료가 가장 효과적인 치료가 되는지에 대해서는 연구 및 토의 중입니다. 그 이유는 조기 치료의 생존률 향상 결과와 치료로 인한 부작용에 대한 연구 결과가 종합적으로 확립되지 못했기 때문입니다. 그러나 초기 병기가 높거나 분화도가 높은 암의 경우에는 조기에 치료를 시작하는 것이 적절하다는 의견이 많습니다.

43. 거세 저항성과 거세 수용성 전립선암이란 무엇인가요? 어떻게 치료가 다른가요?

앞 문제에서 언급하였듯이 과거와는 다르게 오늘날은 2차 호르몬제의 등장과 남성 호르몬 수치의 반영한 생화학적 재발의 개념으로 호르몬 수용성과 호르몬 저항성 전립선암으로 나닙니다. 호르몬 수용성 또는 거세 수용성 전립선암은 남성 호르몬 박탈요법시 거세 수준의 남성 호르몬이 완전히 억제되면서 호르몬 치료에 반응이 좋은 경우입니다. 즉 전립선암 세포들이 호르몬 치료에 반응하는 암세포가 주를 이루는 상태로 치료가 잘되고 있는 상태라고 보시면 됩니다.

하지만 암세포도 호르몬 치료후 6개월 이후부터는 내성을 가진 저항 암세포가 자라 호르몬 치료의 효과가 감소하게 됩니다. 이때 남성 호르몬 수치를 기준으로 거세 수준의 남성 호르몬인 testosterone이 과거에는 혈중 50ng/dL 미만이거나 지금의 20ng/dL 미만에도 불구하고 PSA 수치가 2주 간격으로 2~3회 연속적으로 상승하거나 영상 검사에서 진행된 소견이 나올 때 거세 저항성 전립선암 또는 호르몬 저항성/불응성 전립선암이라고 합니다. 거세 저항성이 된 경우에도 호르몬 치료는 지속하되 항암치료나 2차 호르몬 치료를 병합하여 사용하게 됩니다.

냉동치료와 열치료

44. 냉동으로 치료하는 방법도 있다지요?

전립선암의 냉동치료는 1990년대에 처음 소개된 후 여러 문제점 때문에 쓰이지 않다가 최근 기계와 기술이 발달함에 따라 다시 시행되는 요법입니다. 새로 개발된 제3세대 냉동치료법은 경직장(經直腸) 초음파와 미세 냉동바늘을 이용해 정밀하게 전립선 안으로 냉동 가스를 주입하는 것입니다. 과거에는 냉동치료를 하다가 요도나 직장이 손상되어 합병증이 많았는데 최근에는 요도 항온장치와 직장 및 요도 괄약근의 자동온도감지기를 이용해서 합병증을 현저히 줄이고 치료 효과를 높이게 됐습니다.

전립선암의 냉동치료는 단순한 국소 전립선암뿐 아니라 국소 진행성 전립선암에도 적용이 가능하며, 방사선치료 후 재발한 국소 전립선암 환자를 다시 치료하는 데에도 효과적이며 안전한 요법으로 기대되고 있습니다. 전립선암은 보통 전립선 여러 부분에서 동시에 자라는 성질을 지니고 있습니다. 따라서 암을 치료하려면 전립선암 전체를 제거해야 합니다. 그러나 냉동요법으로는 전립선암 전체를 제거할 수 없습니다. 요도 주변의 조직은 열로 보호해야 하는데 그렇게 되면 열 때문에 주위의 암조직도 살아날 가능성이 있습니다. 합병증으로는 요실금, 직장과 요도 손상 등이 있으며, 발기부전도 다른 국소 치료에 비해 조금 많이 나타납니다.

이는 치료 효과를 높이기 위해 냉동 강도를 높일 경우에 전립선 피막을 포함한 주위 조직이 동결되어 생기는 현상입니다.

45. 열치료란 어떤 경우에 하는 것입니까?

열치료란 열을 이용해서 전립선 조직을 괴사시키는 방법입니다. 열치료는 초음파 영상의 도움 아래 전립선 내에 전립선을 태울 수 있는 일종의 침을 삽입하여 시행됩니다. 열치료는 전립선 비대증 치료에 주로 쓰이지만 때로 고령 또는 전신 상태 불량 등의 이유로 수술이나 방사선치료가 불가능하거나 이를 거부하는 일부 전립선암 환자에 적용하기도 합니다. 목표한 부위에만 집중적으로 손상을 줄 수 있기 때문에 열에 의한 직장이나 요도의 손상은 별로 없습니다. 그러나 가끔 전립선 외측 부위에 죽지 않은 조직이 남기도 합니다. 그래서 일반적인 치료의 성적은 수술이나 방사선치료에 비해 떨어지는 것으로 알려져 있습니다. 합병증은 드문 편이나 직장루(直腸瘻, 직장 주위의 염증 등으로 인한 고름집 따위가 터져서 고름 구멍이 직장에서 열린 항문 샛길)나 요실금, 직장 점막 손상 등이 발생할 수 있습니다.

방사선치료 / 핵의학치료

46. 수술 대신 방사선치료를 하는 이유는 뭔가요?

방사선치료는 다음 세 가지 목적으로 시행할 수 있습니다. 국소 전립선암에서 수술을 하지 않고 완치시키는 것을 목적으로 하기도 하고, 수술 후 국소 재발의 구제요법으로 쓰이기도 하며, 뼈(骨) 전이로 인한 통증, 마비 등의 증상을 완화시키기 위해, 즉 고식적(姑息的) 목적으로 시행하기도 합니다.

조직의 분화도가 좋은 국소 전립선암은 다른 암과 달리 수술과 방사선 어느 방법으로 치료를 받아도 완치될 가능성이 높고, 암으로 인해 사망할 확률은 매우 작습니다. 방사선치료는 치료 효과(완치율)도 수술과 유사한 것으로 알려져 있습니다. 두 치료 모두 성기능 장애의 가능성이 있으며, 수술의 경우 후유증으로 요실금이 흔한 데 비해 방사선치료 후에는 직장의 후유증이 더 흔합니다. 따라서 환자는 비뇨기과 및 방사선종양학과 전문의와 상담해 합병증에 대해 충분히 이해한 후 이 치료를 선택해야 합니다. 치료 후 삶의 질이 매우 중요한데, 합병증은 삶의 질에 직접적으로 영향을 줄 수 있기 때문입니다.

47. 부작용이 많지는 않은가요?

방사선치료는 국소치료이므로 부작용도 치료 부위에 제한적으로 나타납니다. 즉, 탈모나 구토 등이 생기지 않으며, 대개는 크게 힘들지도 않아 일상생활과 직장생활을 유지할 수 있습니다. 전립선암 방사선치료 중 나타나곤 하는 부작용으로는 빈뇨, 급박뇨, 야뇨, 배뇨통 등의 요로 증상, 직장의 불편감, 배변 후 불편감, 설사 등의 소화기 증상이 있습니다. 이런 증상들은 대개 치료 시작 후 3주째부터 나타나며, 종료 후 2~4주 사이에 자연히 사라집니다. 요로 통증에는 비스테로이드 소염제, 빈뇨·급박뇨 등 배뇨장애에는 α(알파) 1 차단제, 설사에는 일반적으로 쓰이는 지사제가 도움이 됩니다. 만성적인 부작용으로 직장 출혈이 있을 수 있으나 심한 경우는 드물며 대개 수개월 안에 저절로 호전됩니다.

48. 방사선치료에도 여러 종류가 있다던데요.

방사선치료는 환자가 치료기(주로 선형가속기) 밑에 누워서 방사선을 쬐는 원격(외부)치료와 방사성동위원소를 직접 전립선에 삽입하는 근접치료가 있습니다. 대개 방사선치료라 하면 원격(외부)치료를 의미합니다. X선을 이용한 외부치료의 종류는 다음과 같습니다.

① **3차원 입체조형 방사선치료**: 전산화 단층촬영(CT) 장치를 사용하여 종양과 정상 조직의 이미지를 그려낸 뒤 3차원으로 계획해 여러 방향에서 필요한 부위에만 방사선을 조사(照射)하는 방식입니다. 그럼으로써 정상 조직이 방사선에 과도하게 노출되는 것을 피할 수 있습니다. 이때 투사하는 방향에 따라 달라지는 종양의 모양에 맞춰 개구부(방사선이 나오는 곳)의 모양을 변화시킴으로써 방사선이 종양에만 집중되도록 합니다.

② **세기변조 방사선치료**: 방사선 빔의 크기와 퍼지는 각도를 조절하는 다엽(多葉) 콜리메이터(collimator, 視準器)라는 장치를 컴퓨터로 정밀하게 조작하여 방사선 조사 범위를 세분하고 부위별로 방사선량을 조절하는 방식입니다. 종양에는 선량을 늘리고 정상 장기(방광과 직장 등)에는 최소화시켜 부작용을 최대한 줄일 수 있습니다.

③ **영상유도 방사선치료**: 전립선암의 경우 전립선의 위치가 매일 조금씩 변할 수 있습니다. 그러므로 치료 때마다 우선 전산화 단층촬영(CT)으로 전립선 위치를 확인한 후 세기변조 방사선치료를 시행하는 것을 영상유도 방사선치료라 합니다. 요즘 자주 거론되는 토모치료(tomotherapy)도 이에 해당합니다.

최근 다양한 종류의 방사선 치료가 전립선암에 대해 보험 적용이 확대되고 있어 수술적 치료를 원치 않거나 수술을 받기에 전신 상태가 불량한 환자들에게 선호되고 있습니다.

49. 방사선치료는 얼마 동안이나 받습니까?

최근 방사선치료는 매우 정밀해져서, 전산화 단층촬영(CT)과 자기공명영상(MRI)을 이용해 치료 계획을 세우며(모의치료), 실제 치료는 매일 한 번씩 일주일에 5회(월~금), 총 5~6주 시행합니다. 회당 걸리는 시간은 치료 방식에 따라 다소 차이가 나지만 보통 15~30분 정도입니다. 이 시간의 대부분은 환자의 전립선 위치를 확인하는 데 쓰이며 실제 방사선을 조사하는 시간은 2~3분 정도입니다. 치료 중 환자가 특별히 느끼는 것은 없으며 통증을 유발하지도 않습니다.

50. 방사선치료 중 주의할 것이 있나요?

거의 없습니다. 방사선은 환자 몸속에 머무르지 않고 타인에게 영향을 주지 않으므로 가족과 생활하는 데도 전혀 문제가 없습니다. 음식 또한 가릴 필요가 없으니 5대 영양소(단백질, 탄수화물, 지방, 비타민, 미네랄)를 골고루 섭취하십시오. 다만, 치료 중에 설사가 생기면 유지방, 섬유질(채소와 과일), 탄산음료는 피하십시오. 치료 중 성관계도 가능하나 아직까지 정자에도 영향을 미칠 수 있으며, 태아의 안전성에 대한 검증이 되지 않았으므로 피임을 해야 하고, 요도의 2차 감염 예방을 위해 콘돔을 사용하는 게 좋습니다.

51. 양성자치료가 좋다고 하던데 어떤 건지요?

양성자치료란 '사이클로트론'이라 불리는 가속기를 이용해 수소원자핵인 양성자를 가속(빛의 속도의 60%까지 가속)시켜 암 치료에 이용하는 것입니다. 기존 방사선치료에 사용하는 엑스선은 통과 경로에 있는 모든 정상 조직에 영향을 주는 데 비해 양성자는 중간의 정상 조직에는 방사선을 거의 방출하지 않고 종양의 표적 부위에 빠른 속도로 도달해서는 모든 에너지를 방출하고 사라집니다. 그 결과 다른 방사선 치료에 비해 치료 효과는 비슷하고나 생존률에서 약간 향상되며, 방사선 부작용이 적다고 확인되었습니다. 조기 전립선암의 경우는 10년 생존률이 90%에 도달하였고 합병증은 2~3%만 보고되었습니다. 미국에서는 양성자치료 환자 중 전립선암 환자가 가장 많으며, 우리나라에선 국립암센터, 서울삼성병원에 양성자치료 시설이 있어 전립선암 및 기타 종양 치료에 많이 활용하고 있습니다. 다만, 아직 보험 적용이 되지 않아, 6~8주 치료시 약 1800~2500만 원의 본인 부담 치료비가 발생합니다(2018년 기준).

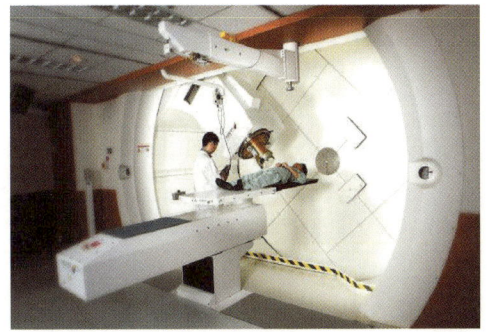

〈양성자 치료〉

52. PSMA 치료가 해외에서는 있던데 국내의 이 치료법은 어떤가요?

PSMA 치료법은 미국 식품의약국(FDA)에서 허가를 받은 Lu-PSMA, Ac-PSMA 치료를 말합니다. 이 치료는 전이 전립선암에서 전립선암에 특이적인 PSMA라는 단백질을 표적으로 뼈 전이의 치료에 증상호전을 가져오는 신개념의 효과적인 치료입니다. 뼈전이가 존재하는 거세 저항성 전립선암 환자에 주로 사용합니다. 국내에서는 아직 임상시험으로만 진행되고 있고, 시간이 경과하여 축적된 임상시험 데이터를 근거로 진행된 국내 식품의약품안전처의 허가 후에야 실제 환자 치료로서 임상에서 처방이 가능할 것으로 예상됩니다.

53. 방사선치료와 호르몬치료를 병행하기도 합니까?

호르몬치료와 방사선치료의 병행은 고위험군 환자에게 권장되는 치료법입니다. 고위험군이란 병기 3 이상, 글리슨 점수 8 이상, 또는 전립선특이항원(PSA)수치 20 이상인 경우를 말합니다. 호르몬치료를 일단 시작하면 적어도 1~2년 이상 지속할 것을 권장하고 있습니다. 방사선치료는 한번 시행하면 추가적인 수술적 치료는 힘들 것으로 생각되고 있습니다. 그 이유는 방사선치료로 인한 조직내 해부학적 변화가 생겨 수술이 어렵고 수술 후 후유증의 위험성이 높기 때문입니다. 최근 2021년 미국의 National comprehensive Cancer Network(NCCN)의 고위험군 전립선암 치료에서는 골반 임파선 절제술을 포함한 근치적 전립선절제 수술도 가능하다고 하고 있습니다. 그 이외의 고위험군이 아닌 경우에는 방사선치료를 단독으로 시행합니다.

54. 방사선치료 후 재발하면 무슨 치료를 받습니까? 구제 방사선치료란 무엇인가요?

전립선암이 재발하면 영상학적으로 재발 병소가 확인되기 전에 대개 전립선특이항원(PSA) 수치의 상승이 선행합니다. 일반적으로 생화학적 실패(혹은 생화학적 재발)를 거쳐 거세 저항성 전립선암으로 진행하는데, 생화학적 실패가 바로 증상을 유발하거나 생명을 위협하지는 않습니다. 이 경우 대개 호르몬치료가 시행됩니다. 국소 재발한 전립선암에서 재방사선치료(re-irradiation)은 일반적으로 어려운 것으로 여겨지지만, 최근 방사선치료기법의 정밀도 향상으로 일부 환자에서 재방사선치료가 시도되는 경우도 있습니다.

구제 방사선치료란 완치 목적의 전립선 절제술 시행 후 재발한 환자에서 시행되는 방사선치료법입니다. 실패에서 구조한다는 의미로 이 때 시행되는 방사선치료를 구제 방사선치료라고도 합니다. 주로 생화학적 재발이 진단되었을 때 적용하게 되며, 병기가 높을수록, 종양세포가 전립선 피막 또는 절제면의 가장자리까지 퍼져 있을수록 생화학적 실패의 위험은 커집니다. 구제 방사선치료로 국소 재발률과 원격 전이를 감소시킬 수 있습니다.

55. 고식적 방사선치료란 뭐지요?

전이된 암에 대해 완치 목적이 아닌 증상 완화 목적으로 방사선치료를 하는 것을 고식적(姑息的) 치료라고 합니다. 골반부 내의 광범위한 침윤으로 인해 골반부 통증, 혈뇨, 요도 압박, 다리가 붓는 하지부종(下肢浮腫) 등이 있을 때 방사선치료로 증상을 완화시킬 수 있습니다. 뼈전이로 인한 통증도 방사선치료를 하면 70~80% 환자에게서 완화 효과가 보입니다.

호르몬치료

56. 호르몬치료는 어떤 경우에 실시하나요?

암이 전립선을 벗어나서 주위 장기 또는 림프절, 뼈, 폐 등으로 전이되어 치유 불가능한 암으로 진행된 경우에는 남성호르몬을 박탈·억제하는 호르몬치료 요법(일차 호르몬 요법이라고 부르기도 합니다)을 시행합니다. 남성호르몬은 전립선 암세포의 성장을 촉진하므로 이 호르몬의 생성을 차단하거나 기능을 억제하는 것입니다. 치료 초기에는 80~90%에서 암의 진행을 막거나 진행 속도를 늦출 수 있습니다. 그러나 3~5%를 제외하고는 호르몬치료가 전립선암을 완치시키는 것은 아닙니다. 전립선암의 종양 부담이 높거나 병기가 높거나 일차치료 후 재발한 경우에는 남성 호르몬을 거세 수준으로 억제하는 호르몬치료가 기본으로 시작된다고 보시면 됩니다.

호르몬치료 방법은 여러 가지입니다. 남성호르몬을 생산하는 고환을 수술로 제거하는 고환절제술, 약물로 고환절제술과 같은 효과를 얻을 수 있는 황체형성호르몬 방출 호르몬(Luteinizing-hormone-releasing hormone, LHRH) 촉진제 투여, 에스트로겐 제제 투여, 항(抗)남성호르몬 제제(flutamide, bicalutamide) 투여 등입니다.

57. 호르몬치료의 부작용은 어느 정도입니까?

남성호르몬을 억제하는 호르몬치료의 부작용으로는 빈혈, 뼈의 약화, 심혈관계 이상, 안면 홍조, 발기부전, 성욕 감퇴, 근육량 감소와 근력의 약화, 여성형 유방, 인지기능 저항, 그리고 감정 변화 등이 있습니다. 이러한 부작용은 환자의 삶의 질과 자긍심, 타인과의 관계 형성에 영향을 주기도 합니다.

남성호르몬 차단요법을 받은 지 몇 년 후에는 골다공증이나 그로 인한 골절 등 임상적으로 중요한 증상이 나타나는데, 차단요법을 받기 이전에 성선(性腺) 기능이 저하된 환자나 흡연자, 마른 체형 의 사람들에게는 위험 요인이 될 수 있습니다.

빈혈은 치료를 시작하고 5~6개월 후에 심해지며, 대체로 혈색소 즉 헤모글로빈이 10% 이상 감소됩니다. 빈혈로 호흡 곤란과 피로가 올 수 있습니다.

안면 홍조는 폐경기 여성들이 경험하는 것과 비슷합니다. 얼굴과 목, 가슴 위쪽 등에서 뜨거운 열감이 수초에서 한 시간 정도까지 느껴집니다. 건강에는 별다른 해를 주지 않지만, 상당히 불쾌할 수 있습니다. 이렇게 갑작스럽게 폭발적으로 열이 뻗치는 이유는 피부 밑의 혈관이 확장되기 때문입니다. 이는 땀을 내 다시 몸을 정상으로 되돌리는 데에 도움을 줍니다. 안면 홍조의 발생은 예측이 불가능합니다. 어떤 사람들은 전혀 경험하지 않기도 하고, 어떤 사람들은 매우 큰 고통을 받습니다.

호르몬치료를 받는 많은 환자들은 쉽게 짜증이 나고 덜 적극적이 되어 자신이 정상적이 아니라는 느낌을 갖게 된다고 합니다. 체중 증가 등 신체의 작은 변화들 역시 흔한 부작용입니다. 하지만 많이들 믿는 것처럼 음성 톤이 변한다든지 대머리 남성의 머리가 다시 자라나는 일 같은 것은 생기지 않습니다.

또한 최근에는 인지기능 저하인 치매를 유발하거나 골다공증 골절을 유발한다고 알려졌습니다.

58. 암이 호르몬치료에 반응하지 않기도 한다지요?

호르몬치료를 계속하면 결국에는 호르몬에 반응하지 않는 전립선암 세포만 살아남아 거세 저항성 전립선암(castration-resistant prostate cancer, CRPC)으로 진행하게 됩니다. 이 단계가 되면 치료 없이는 생존 기간이 1~2년에 불과하며 완치를 기대하기는 어렵습니다. 전립선암 사망자의 대부분은 결국 거세 저항성 전립선암으로 인해 전이가 발생하면서 사망한다고 해도 과언이 아닙니다. 하지만 최근에 다양한 새로운 약제들이 개발되어 임상에 들어오면서 적절한 치료를 시행하면 생존기간은 3~5년으로 늘게 됩니다. 진통제 투여, 항암화학요법 제제 사용, 통증이 심한 전이 부위에 대한 방사선치료, 전신 뼈 전이로 인한 통증에 대한 스트론튬(strontium)-89, 조메타(zometa) 투여 등이 시행되고 있습니다.

59. 호르몬 불응성 상태인 거세 저항성 전립선암이 됐을 때도 호르몬치료를 계속한다는데, 이유가 궁금합니다.

거세 저항성 전립선암으로 진행했다 해도 일부 암세포 중 아직 호르몬 치료에 반응할 수 있는 세포들이 남아 있을 수 있기 때문에 호르몬 치료를 하지 않아 남성호르몬에 노출되면 병세가 더욱 빠르게 악화할 수 있으므로 남성호르몬을 박탈하는 수준의 호르몬 치료를 계속해야 합니다. 이와 같이 이론적으로는 항암치료와 호르몬 치료가 병행될 시 항암치료 단독에 비해 효과가 좋을 것으로 생각됩니다. 하지만 우리나라에서는 항암치료 시 호르몬 치료 약제를 병행하는 것을 보험 기준상 금지하고 있어 호르몬 치료 약제를 쓰지 못하고 있는 실정입니다. 차선책으로 호르몬 박탈의 효과를 내기 위해 항암치료에 들어가기 전, 양측 고환절제술을 시행하여 남성호르몬을 박탈시키는 것도 한 가지 방법이 될 수 있습니다. 다시 말해 호르몬 치료는 치료 효과가 떨어지더라도 모든 치료의 근간으로 사용한다고 보시면 됩니다.

60. 2차 호르몬제라는 것은 무엇이며 어떤 것들이 있나요?

최근 들어 전이성 항암 수용성/불응성 전립선암 환자에서 효과가 입증된 enzalutamide와 abiraterone acetate약의 보험 적용이 되면서 많은 생존률 및 삶의 질 향성이 이뤄졌습니다. 이 약들은 전립선암의 특징인 남성호르몬 수용체나 기타 전립선암 관련 남성 호르몬 관련 생성 부위를 표적으로 특이적으로 작용함으로써 병의 진행을 억제함이 입증되었습니다. 그 외에도 특정 유전자 BRCA, ATM등의 유전자를 가진 환자들에서 효과가 좋은 PARP inhibitor 표적치료제인 olaparib 등도 좋은 치료효과를 보여주고 있습니다. 이외에는 면역관문억제 치료제나 자가백신인 면역요법, CRISP 유전자 치료법 등이 전립선암 환자에 실험적으로 시도되고 있으나 그 효과는 특정 환자군에서만 일부 있다고 알려져 있으며 아직 초기 단계라 그 치료 효과를 속단하기 이릅니다. 따라서 거세 저항성 전립선암 환자들에게 효과적인 치료 방법의 개발이 절실히 필요한 실정이어서 이에 대한 연구가 전 세계에서 활발하게 이루어지고 있습니다.

61. 2차 호르몬제의 부작용은 어떤 것이 있나요?

　Abiraterone acetate라고 불리는 Zytiga(자이티가) 약은 스테로이드인 프레드니손과 함께 투여되는 CYP17(17a- 하이드록실라제/C17,20-lyase)의 억제제입니다. 복용방법은 250mg 용량 정제로 처방됩니다. Zytiga는 공복에 복용하는 것이 중요한데, 복용하기 전 최소 2시간 동안, 복용 후 최소 1시간 동안 음식을 섭취해서는 안됩니다. 부작용으로는 관절 부종 또는 통증, 설사, 기침, 발한, 일과성 열감, 약점, 다리나 발의 부기, 구토, 고혈압, 호흡 곤란, 요로 감염, 멍, 빈혈증, 저혈당 칼륨, 높은 혈당 수치, 고혈 중 콜레스테롤 및 중성 지방 등이 보고되었습니다. 특히 기저질환으로 조절되지 않는 당뇨나 간질환자는 이 약제 복용에 주의를 해야 합니다. 또한 골전이 치료제인 Radium Ra 223 Dichloride와 병용시 골절 및 사망률이 증가하는 단점을 갖고 있는 약제입니다. 하지만 거세 저항성 전립선암 치료에 효과가 탁월함 약제입니다.

　다음으로는 enzalutamide인 Xtandi(엑스탄디) 약제입니다. 이 약제 또한 거세 저항성 호르몬 치료에 효과가 좋은 약제로 부작용으로는 평소보다 쇠약하거나 피로감, 허리 통증, 설사, 관절의 통증, 안면 홍조, 손/팔/다리/발의 붓기, 근육이나 뼈의 통증, 두통, 감기와 같은 증상, 근육 약점, 현기증, 잠들거나 잠들지 못하는 문제(불면증), 호흡 곤란(폐렴), 다리 저림 또는 쇠약을 포함하여 하체의 신경 문제가 있는 요통, 피부의 따끔거림, 작열감,

따끔거림 또는 무감각(감각 이상), 고혈압, 불안 등입니다. 이 약제의 주요 부작용은 무력감과 전신 피로감이며, 발작, 뇌 손상, 뇌졸중 또는 뇌종양의 병력이 있는 경우와 심혈관 질환 병력시 주의를 요합니다.

62. 뼈전이 환자에게는 어떤 치료가 있나요?

최근에 뼈전이가 확인된 거세 저항성 전립선암 환자에서 기타 장기의 전이가 없는 경우 라듐[Radium 223 dichloride, 상품명 조피고(Xofigo®) 또는 알파라딘(Alpharadin)으로 불림]이라는 동위원소에서 발생하는 알파 입자 방출을 이용하여, 칼슘 같이 뼈전이 부위에 선택적으로 작용을 하여 통증완화, 뼈전이로 발생되는 기타 의료사고감소, 삶의 질 향상과 생존률 증가를 가져오는 약물이 개발되었습니다. 조피고(Xofigo)는 평균 34%의 뼈전이 관련 증상(척추압박, 골절, 통증, 수술 필요성)을 완화시켜주고 골동통을 감소시켜 전립선암 환자의 삶의 질을 향상시켜주며 이 약물치료를 받지 않는 환자들에 비해 생존 기간을 3.6개월 연장시키는 효과가 여러 연구들에서 보고되었습니다. 현재 조피고(Xofigo®), 또는 알파라딘(Alpharadin)이라는 이름으로 상품화되어 시판되고 있지만, 국내에서는 국민건강보험 적용이 되지 않아 고가의 약가로 인해 환자 치료에 적용이 쉽지 않은 상황으로 머지않아 한국인 호르몬 불응성 전립선암 환자들에게도 치료의 혜택을 볼 수 있을 것으로 기대됩니다.

항암치료

63. 전립선암에 사용되는 항암제는 어떤 것들입니까?

Mitoxantrone, doxorubicin, vinblastine, paclitaxel, docetaxel, cabazitaxel 등이 전립선암 환자들에게 처방하는 항암제들입니다. 그 중에 최근 도세탁셀(docetaxel)과 카바지탁셀(cabazitaxel)같은 탁솔(taxol)계 항암제를 기본으로 한 호르몬 등의 기타 병용 치료가 전립선암의 생존율을 높인다는 결과가 보고되어 호르몬 불응성 전립선암의 치료에 주로 많이 쓰이고 있습니다. 물론 그 이전의 국소 전립선암이나 호르몬에 반응하는 전립선암 단계에서는 항암치료가 다른 치료에 비해 효과적일 수 없습니다. 그 외에 주사제인 마이토산트론(mitoxantrone), 경구제제인 에스트라무스틴(estramustine), 에토포사이드(etoposide) 등이 있으나 치료 효과 대비 부작용이 심해 요즘은 docetaxel과 cabazitaxel이 주로 사용되고 있습니다.

최근에 도세탁셀(docetaxel)등의 항암제에 저항이 생긴 진행성 전립선 암환자(전이 항암불응성 전립선암환자)를 대상으로 프레드니솔론 스테로이드 요법과 함께 투여하는 주사요법이 개발되었습니다. 주사제의 성분은 도세탁셀(docetaxel)과 비슷한 탁솔(taxol)계통의 카바지탁셀(cabazitaxel)이라는 항암제로 제브타나(JEVTANA®)라는 상품명으로 국내에서도 시판되고 있습니다. 본 약물의 효과는 도시탁셀 저항이 생긴 경우, 무작위 배정 연구에서 기존의 항암치료를 받는 그룹보다 2.4개월의 중간 생존률 증가를 가져온다고 되어있습니다. 하지만 본 약물은 반드시 의사의 지시를 받으며 투여를 해야 하며, 이유는 본 약물이 가져오는 중등도 부작용으로 골수 억제, 열성 호중구 감소증, 설사, 피로감, 무기력증 등이 발견되었기 때문입니다. 또 다른 흔한 기타 부작용으로는 복통, 허리통증, 관절통, 말초 신경통 등이 생길 수 있습니다. 즉 의사를 통해 환자의 상태를 피검사, 영상검사, 면담을 통해 파악하면서 투여를 해야 하는 약물입니다.

64. 임상 연구란 어떤 것인가요? 여기에 사용하는 치료제를 믿어도 되는 것인가요?

과거의 임상연구로는 더 이상의 치료제가 없는 말기 환자에게 실험적인 약물을 사용하는 경우를 많이 일컬어 많은 부작용과 낮은 치료 효과를 기대하였지만 요즘의 임상연구는 임상연구 단계에 따라 다르겠지만 좋은 치료 효과를 가진 약들이 많이 등장하고 있는 연구입니다. 하지만 여전히 최신 약제들로 그 효과가 많은 임상 연구 결과를 가지지 못해 모르는 부작용 발생이 관찰될 수 있다는 점에서 의사와 잘 상의하여 결정하셔야 합니다. 하지만 최근 다양한 좋은 약제 관련 임상연구 들이 활발하게 진행되고 있으며, 적응증에 해당되는 경우 좋은 치료 효과를 무료로 받을 수 있는 장점이 있습니다. 주치의와의 심도 있는 상담 후 환자 본인의 의사로 참여 여부를 최종적으로 결정해야 하며, 무엇보다 까다로운 적응증을 통과해야만 제약회사가 신약을 무료로 모든 검사비와 함께 제공한다는 점을 반드시 알고 계셔야 합니다. 전립선암은 폐암과 대장암과 함께 신약의 개발 및 관련 임상연구가 매우 활발하게 진행되고 있는 암종입니다.

65. 항암치료 부작용 얘기를 들었는데 얼마나 많고 심한가요?

항암치료라는 것은 암세포를 죽이기 위해 우리 몸의 정상세포까지 일부 파괴를 하는 성질을 가지고 있으며, 흔히 골수, 간, 신장 등에 독성을 나타낼 수 있습니다. 효과를 기대하는 만큼 실보다는 득이 훨씬 많다는 생각으로 치료에 임하는 것이 좋습니다. 아래에 항암치료 시 흔히 나타날 수 있는 부작용에 대해 소개합니다.

① 오심과 구토

항암제 종류에 따라 정도의 차이는 있지만 항암치료를 받는 환자의 70~80%가 오심(惡心, 구역질)과 구토를 경험합니다. 이는 항암제가 뇌의 중추신경계와 위장관 점막에 작용하기 때문입니다. 대개 항암제를 투여한 지 1시간에서 길게는 8시간 뒤에 증상이 나타나기 시작하며, 일주일 후까지도 계속될 수 있습니다. 어떤 환자는 항암제를 맞고 토한 이전의 경험으로 인해 항암제 투여 전부터 오심과 구토를 느끼기도 합니다.

② 탈모

탈모는 신체적인 문제보다 심리적 영향이 더 큰 부작용입니다. 많은 항암제가 모발 손상을 일으킵니다. 대개 항암치료를 받은 1~2주 후부터 빠지기 시작해서 2개월 후에 가장 심해집니다. 탈모는 머리카락뿐 아니라 신체의 다른 부위에서도 일어날 수 있습니다.

③ 피부 및 손톱의 변색

아주 흔한 부작용으로 피부색이 검어지는 현상이 있으나, 외관 문제 말고는 특별히 걱정할 게 없습니다. 피부가 건조해지고, 가렵고, 여드름 등이 생기기도 하고, 손발톱이 검게 되거나 갈라지기도 합니다.

④ 점막염

항암제의 종류, 투여량과 빈도에 따라 다르나 구강점막 상피세포의 손상으로 입안이 헐고 통증을 느낄 수 있습니다. 대개 항암치료를 받은 5~7일 후에 증상이 나타나는데, 음식물을 씹고 삼키기가 어려워집니다. 전혀 먹지 못하는 경우에는 입원을 해 정맥주사로 수액 공급을 받습니다. 심한 경우에는 입안 상처로 세균이 침투해 염증이 생기기도 합니다. 구강뿐 아니라 내장에 점막염이 생겨 설사를 일으키기도 합니다. 설사가 심하면 탈수를 막기 위해 정맥주사로 수액을 공급받아야 합니다.

⑤ 신경계 부작용

가장 흔한 것은 말초신경에 일어나는 부작용입니다. 말초신경 병증이 생겨 손끝, 발끝이 저리고 무감각해지며 통증을 수반할 수 있습니다. 대부분은 경미한 수준이어서 치료가 끝난 뒤 완전히 회복됩니다. 다만 약제와 투여 용량, 투여 기간에 따라서는 치료가 끝난 후에도 증상이 지속되거나 매우 서서히 회복되어 오랜 기간을 고생하는 환자도 일부 있습니다.

⑥ 감염

대부분의 항암제는 혈액세포(적혈구, 백혈구, 혈소판)를 만드는 장소인 골수(骨髓)의 기능을 저하시킵니다. 이 중 백혈구는 세균 감염을 막는 역할을 하므로 골수의 기능 저하로 백혈구 수가 줄면 감염의 위험성이 커집니다. 감염은 구강, 피부, 폐, 요로, 직장, 생식기 등 신체 어느 부분에서든 발생할 수 있습니다. 백혈구 수의 감소는 대개 항암화학요법을 받은 지 1~2주 후에 시작돼 2~3주 후에 최저로 떨어졌다가 3~4주 후에는 정상으로 회복됩니다.

⑦ 빈혈

항암치료는 온몸에 산소를 공급하는 적혈구의 생성에도 지장을 주어 빈혈을 일으킵니다. 빈혈로 인해 무기력과 피곤함을 느낄 수 있고 어지럽거나 숨이 차는 등의 증상이 동반합니다. 정도의 차이는 있어도 대부분의 항암치료 환자에게 빈혈이 생기는데, 심한 경우에는 수혈을 받기도 합니다.

⑧ 출혈

항암제가 골수의 기능을 떨어뜨리는 탓에 핏속의 혈소판 양이 감소할 수 있습니다. 혈소판은 지혈작용을 하므로 이것이 감소하면 출혈이 생겼을 때 잘 멈추지 않고, 작은 상처로도 피를 많이 흘릴 위험이 커집니다. 혈소판 감소가 심하면 자발성 출혈이 생기기도 하며, 특히 뇌나 내장에 출혈이 있는 경우는 생명을 위협할 수 있습니다.

⑨ 신장과 방광 부작용

어떤 항암제는 방광을 자극할 수도 있고, 신장에 일시적이거나 영구적인 손상을 남길 수도 있습니다. 그러나 이를 예방하기 위한 약제를 같이 쓰거나 수액을 주입하는 등의 조치를 하므로 실제로 문제가 되는 경우는 적습니다.

⑩ 생식기능의 부작용

항암제의 종류와 환자의 나이 등에 따라 생식기관이 영향을 받을 수 있습니다. 정자 수와 운동성이 감소하여 불임이 생기기도 하는데, 이는 일시적일 수도 있고 영구적일 수도 있습니다. 아이를 원한다면 치료 전에 의료진과 상의해 미리 정자은행에 정자를 보관하는 등의 조치를 고려해 보십시오.

⑪ 탁솔계 항암제의 부작용

전립선암 치료에 사용되는 탁솔계 항암제는 다른 종류의 항암제에 비해 골수 기능장애, 말초신경염, 심장 장애, 탈모, 그리고 신경계 부작용이 좀 더 흔하다고 알려져 있습니다. 그런 이유로 항암치료 중 흔히 백혈구 수치나 혈소판 수치가 떨어져 환자분들의 항암치료 계획이 약간씩 연기되는 경우들도 있으며, 손발저림 등의 증상이 심한 경우에는 신경과에 의뢰해 상담을 받으십시오.

전이와 척추압박증후군

66. 전립선암은 주로 어디로 전이되나요?

전립선암은 림프절(특히 골반 림프절)과 뼈 등에 잘 전이되므로 우선 이런 부위들로의 전이 여부를 검사를 통해 확인합니다. 전이 경로는 크게 둘로 나뉩니다.

① 림프계 전이

전립선암은 흔히 림프계(척추동물의 림프가 흐르는 관계[管系]와 그 부속 기관)를 통해 전이되며, 특히 폐쇄 림프절(골반내 림프절의 일부분)에 가장 많이 발생합니다. 전이의 발생 정도는 종양의 크기, 병기 및 생물학적 성질과 연관됩니다. 림프절(림프선, 림프샘이라고도 함) 침범이 있는 경우에는 근치적 수술이 환자의 생존 기간에 큰 도움을 주지 않기 때문에 림프절 전이가 강력히 의심되는 환자군에 대해서는 비수술적 치료법이 적절할 것으로 생각합니다.

② 혈행성 전이

혈행성 전이로는 뼈(骨)전이가 가장 많아서 전립선암으로 사망하는 환자의 85%에서 발견됩니다. 이 가운데 순수 골형성성 전이가 80%, 순수 골흡수성 전이가 5%, 혼합 전이가 15% 가량 됩니다. 골형성성 전이란 말 그대로 전이가 된 부분의 뼈가 더욱 형성되는 특징을 가지는 경우를 말하며, 골흡수성 전이는 전이된 부분의 뼈가 소실되는 특징을 가지는 경우를 뜻합니다. 잦은 전이 장소로는 요추(허리뼈), 골반, 대퇴골(넓적다리뼈), 흉추(등뼈), 늑골, 흉골(복장뼈. 가슴 중앙에 있는 긴 뼈) 및 두개골 순입니다. 이처럼 몸통 골격을 중심으로 전이가 되는 것은 척추에 있는 천골전 정맥의 정맥총, 쉽게 말해 엉치뼈 앞의 정맥 혈관 다발이 전립선 앞부분과 주위의 정맥총과 이어지기 때문입니다. 그 외에 폐, 간 등으로의 원격전이가 있는데, 이중 폐전이는 전립선암으로 사망하는 환자의 25~38%에서 나타납니다.

67. 전립선암이 뼈에 전이되었다고 합니다. 어떻게 치료하지요?

뼈전이가 있는 전립선암의 치료 목표는 암관련 약물치료를 기본으로 하지만 통증 감소와 병적 골절의 예방, 그리고 기동성과 기능의 향상을 목적으로 보조적 치료와 검사를 병행합니다. 남성 호르몬 차단만으로도 뼈전이 환자의 80%에서 증상이 호전됩니다. 뼈전이에 따르는 합병증으로는 척수 압박, 병적 척추 압박 골절, 병적 장골(腸骨, 엉덩이뼈) 골절, 고칼슘혈증, 골수 부전 등이 있습니다. 척수 압박은 발현 당시의 상태가 치료 결과에 큰 영향을 미치므로 조기 발견이 중요합니다. 대부분의 경우 방사선치료를 하고, 수술은 처음 치료로 효과가 없거나 뼈가 불안정해서 척추뼈가 무너질 염려가 있을 때 시행합니다. 병적 골절은 늑골, 골반, 견갑골(肩胛骨, 어깨뼈), 척추에 잘 나타나는데 장골 즉 엉덩이뼈 골절은 가능하면 수술로 치료하는 것이 가장 좋습니다.

　뼈전이로 인한 통증에 대해서는 방사선치료를 해볼 수 있고, 전이된 곳이 많은 경우에는 방사선치료 영역을 조정하여 시행합니다. 방사선 통증치료를 받은 환자의 70%가 수일 내에 통증 감소를 경험합니다. 다발성(多發性) 뼈전이의 경우에는 골친화성 방사성동위원소인 스트론튬(strontium)을 이용하는데, 75%의 환자에서 치료 2~4주 내에 통증이 줄어듭니다. 이러한 방법으로 통증이 조절되지 않으면 비스테로이드성 소염제부터 시작하는 진통제 치료를 시행합니다.

68. 척추압박증후군이라는 게 무엇인가요?

　암이 척추로 전이되는 바람에 척수가 압박을 받아 나타나는 증상들을 통틀어 척추압박증후군이라고 합니다. 어떤 암이든 진행이 되다 보면 척추전이가 종종 나타나지만, 특히 뼈로 전이가 잘 되는 전립선암에서 많이 발생합니다.
　대표적인 증상은 극심한 통증입니다. 해당 척추 부위에 통증이 올 뿐 아니라 주변의 신경근(神經根)을 압박하고 자극해 마치 몸통에 띠를 두른 듯이 아프고, 상지 혹은 하지로 뻗어나가는 방사통(放射痛)의 형태로 나타나기도 합니다. 이는 진통제로 잘 조절되지 않는 특징이 있습니다.
　운동신경 마비증상도 생기곤 합니다. 어느 부위의 척수가 압박되느냐에 따라 사지 마비, 하반신 마비 등이 올 수 있습니다. 감각신경 마비 증세도 보이는데, 압박받는 척수 부위 아래로 감각이 둔해집니다. 그 외에 배변장애, 배뇨장애가 나타날 수 있습니다. 항문의 괄약근이 마비되어 변이 새고, 방광 기능이 마비되어 소변을 못 보는 증상입니다.

69. 척추압박증후군의 진단 방법은요?

　극심한 통증과 함께 운동·감각신경 마비, 배변·배뇨 장애가 있다면 척추압박증후군을 의심해 봐야 합니다. 수술 전의 마비

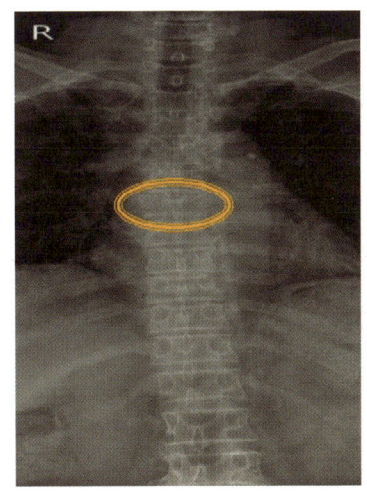 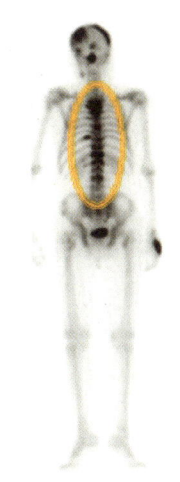

〈척추압박 환자의 X선 사진〉　　〈척추압박 환자의 뼈 스캔 사진〉

정도와 증상 시작 후 경과한 시간이 예후에 중요하므로 증상이 있을 때는 지체 없이 정밀검사를 받아야 합니다.

우선 정확한 신경학적 검사를 한 후 압박이 의심되는 부위를 중심으로 단순 X선 촬영, CT(전산화 단층촬영), 뼈스캔(bone scan), 척추 MRI(자기공명영상) 등을 시행합니다. 단순 X선 촬영은 오래된 진단법으로서 가장 기초적인 검사입니다. 해당 부위로 전이된 암을 직접 볼 수는 없지만 뼈의 파괴 정도와 척추의 불안정성 등을 근거로 평가할 수 있습니다(척추압박 환자의 X선 사진).

뼈 스캔은 방사성동위원소를 이용해 전신의 뼈 상태를 볼 수 있는 검사로, 핵의학과에서 시행합니다. 전이가 된 부위는 검게 표시됩니다(척추압박 환자의 뼈 스캔 사진). 전신의 뼈 상태를 보여주기

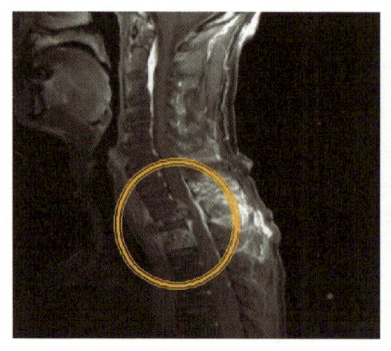 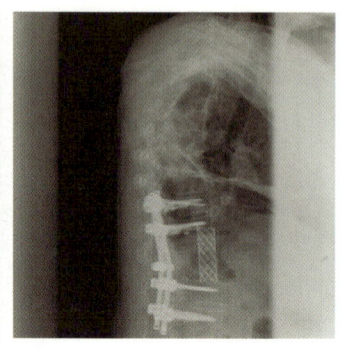

〈척추압박 환자의 MRI 사진〉　　〈척추고정술을 시행한 환자의 X선 사진〉

는 하나 해당 부위에 각각에 대한 정확한 해부학적 정보를 주지는 못합니다.

　CT는 뼈의 상태를 보는 데는 MRI보다 좋을 수 있습니다. 특히 최근에는 3-D CT 즉 입체적인 CT 기술의 발전으로 더욱 정확한 해부학적 정보를 얻게 됐습니다. 척수압박증후군으로 수술적 치료를 한 후 척추고정술을 시행한 경우, 인공 음영 때문에 MRI로는 정확한 판독이 어려울 수 있는데, 이럴 때 CT가 도움이 됩니다. 그렇다 해도 전반적으로 평가할 때 척수의 압박 정도를 가장 정확하게 알아보는 검사법은 MRI입니다. 척추뿐만 아니라 척수신경의 미세한 변화도 감지해 냅니다. 현재로서는 MRI가 가장 중요한 검사라 하겠습니다(척추압박 환자의 MRI 사진).

70. 치료 방법을 알고 싶습니다. 척추 성형도 한다는데 무슨 말인가요?

척추 전이는 수술과 방사선으로 치료합니다. 수술을 하는 경우는 다음과 같습니다.

① 척추 뼈가 심하게 파손되어 척추가 불안정하고 체중을 지탱 못해 보행이 불가능할 때
② 약물이나 방사선치료로 호전되지 않는 극심한 통증이 지속될 때
③ 빠르게 진행되는 신경학적 결손(운동·감각신경 마비, 배변·배뇨 장애)이 보일 때

이런 경우에 해당되더라도 원발암이 너무 진행된 상태여서 기대여명이 3~6개월 이하라든지 척추전이가 다발성으로 심하면 수술을 못하는 수도 있습니다. 수술 방식으로는 병변의 위치에 따라 전방 접근법과 후방 접근법이 있습니다. 또한 전이암만 제거하는 방법과 전이암을 제거하고 척추고정술까지 시행하는 방법이 있습니다(척추고정술을 시행한 X선 사진). 통증은 매우 심하지만 신경학적 결손이 없고 MRI 검사상 척수신경의 압박도 거의 없는 경우에는 척추체 성형술이라는 치료를 합니다. 국소마취를 한 다음 주사기를 이용해 전이된 척추체에 인공뼈(bone cement)를 주입하는 것입니다. 큰 수술 없이 간단하게 통증을 줄이는 효과적 방법이어서 최근에 많이 쓰입니다. 수술을 하더라도 척추전이암을 완전히

제거하는 것은 불가능하기 때문에 수술 후에 보통 방사선치료를 합니다. 또, 수술이 필요 없거나 수술 대상이 되지 않는 경우에는 방사선치료를 단독으로 시행합니다.

71. 치료 성과는 대체로 어떻습니까?

척추압박증후군의 예후는 수술 전 신경학적 결손의 정도와 지속된 시간에 따라 달라집니다. 운동신경 마비의 정도는 보통 다섯 단계로 나뉩니다.

0: 완전 마비
1: 미세한 근육 수축이 보이는 상태
2: 중력을 이기지는 못하지만 움직일 수 있는 상태
3: 중력은 이기지만 약간의 저항도 이기지 못하는 상태
4: 정상보다 조금 약한 상태, 절룩거리면서 걸을 수 있는 상태
5: 정상

이런 증상이 경미할수록 수술 후 예후가 좋습니다. 1~2 정도로 심할 경우에는 다시 걸을 수 있는 확률이 30~40%이고, 완전 마비라면 그 확률이 매우 낮습니다. 3~4에서는 거의 정상 회복이 가능합니다. 단, 가능하면 증상이 시작된 지 8시간 이내에, 길어도 24시간 이내에 수술을 하는 것이 좋습니다. 배변 또는 배뇨 장애가 동반되는 경우에는 예후가 좋지 못합니다.

72. 전립선암 치료에 도움이 되거나 전이 예방에 좋은 음식물은 없나요?

환경과 함께 식생활이 전립선암에 큰 영향을 미친다는 사실은 널리 알려져 있습니다. 에너지 섭취에서 지방(脂肪)의 비중이 큰 서구에서 아시아보다 전립선암이 많이 발생하는 것만 보아도 알 수 있습니다. 특히 붉은색 육류나 유제품 등의 고지방식은 전립선암의 발병과 진행에 중요한 역할을 한다고 평가됩니다. 따라서 이런 음식의 과다한 섭취를 피하고 저지방식과 신선한 과일, 채소, 콩 종류 등 이른바 미세영양소가 풍부하고 섬유질도 많은 식품을 충분히 섭취하는 게 좋습니다.

미세영양소란 비타민 B6, D, E, selenium같은 미네랄(무기질), 아미노산 따위를 가리키는데, 단백질과 지방, 탄수화물처럼 많은 양을 섭취해야 하는 거대영양소와 달리 아주 작은 양만으로도 건강에 큰 도움이 되는, 윤활유 같은 물질입니다. 이중 많은 것들이 우리 몸에서 항(抗)산화제 역할을 하면서 암의 예방에 기여한다고 알려졌습니다. 아직까지 selenium과 비타민 E의 전립선암의 예방효과에 대해서는 의견이 분분하며, 채식주의자들이나 조기 전립선암환자들이 Vit D 또는 고농도의 Vit B6를 섭취시 생존률이 증가된다는 보고는 있습니다.

① 빨간 토마토와 노란 카레

전립선암의 위험을 낮추는 대표적인 성분은 리코펜(lycopene, 라이코펜)입니다. 이것은 토마토, 수박 등에 들어 있는 빨간 색소로, 강력한 항산화 작용을 하여 암 발생을 억제합니다. 미국에서 4만 8,000명의 의사들이 6년 동안 실험한 바에 따르면 토마토가 많이 함유된 음식을 자주 먹은 사람은 전립선암 발병률이 20% 감소했으며, 일주일에 10회 이상 먹은 사람은 발병률이 일반인의 절반으로 감소했습니다. 서양에서는 샐러드 재료로 토마토를 아주 많이 쓰고, 특히 이탈리아에서는 토마토를 정력제로 믿고 많이 먹기도 합니다.

흔히 가공식품은 설탕을 비롯한 각종 첨가물이 들어가 있어 몸의 균형을 깨고 암을 유발하는 등 문제의 소지가 많다고 알려져 있습니다. 하지만 토마토는 다릅니다. 가공한 식품이 날것보다 항암 효과가 더 뛰어납니다. 리코펜은 완숙한 토마토일수록 풍부한데, 가공식품들이 완숙 토마토를 사용하기 때문입니다. 그래서 케첩이나 토마토 소스 따위에는 항암 성분이 풍부합니다. 리코펜 함량을 보면 토마토 페이스트(농축액)가 가장 많아 100g 당 55.5mg이며, 다음이 토마토 소스 및 토마토 케첩, 토마토 퓌레(갈아서 체로 걸러 걸쭉하게 만든 것), 스파게티 소스, 토마토 주스, 생토마토의 순입니다. 참고로 한마디 곁들이면, 후식으로 애용되는 생토마토는 다른 과일보다 당분이 적어 설탕을 뿌려 먹곤 하는데 이는 토마토가 지닌 비타민 B1에 손실을 주므로 피하는 편이 좋습니다.

카레의 노란 색소인 쿠르쿠민(curcumin, 키큐민) 또한 전립선암의 발생과 전이를 막는 데 효과적이라는 동물실험 결과가 새롭게 발표되었습니다. 인도 등 열대와 아열대 지방에서 재배되는 생강과의 다년생 식물 강황(薑黃, turmeric)의 뿌리줄기에서 추출하는 쿠르쿠민은 카레와 겨자 등의 색소로 이용되고 있습니다.

② 비타민과 미네랄, 셀레늄

비타민과 미네랄도 전립선암의 위험을 줄여 준다고 흔히 말하는데 아직 명확한 증거는 없습니다. 하루 50mg의 비타민 E(토코페롤)를 섭취하면 위험이 낮아진다는 연구도 있습니다. 그러나 다른 연구에 따르면 전립선암 예방 효과는 없고 오히려 심장질환을 증가시킬 수 있다고도 합니다.

미량원소인 셀레늄(selenium)은 사람과 동물에 필수적인 무기질 영양물질로 전 세계의 토양에 분포하며 전립선암의 발생 위험을 낮춰 줍니다. 한편 비타민 A의 결핍은 전립선암을 유발한다고 합니다. 그러나 다른 연구에서는 비타민 A의 과다 투여가 전립선암의 위험을 증가시킨다고 합니다. 따라서 이러한 제제들을 복용할 경우 반드시 의사와 상의해야 합니다.

비타민 D는 암 예방 효과가 있다고 알려졌습니다. 우리는 음식과 햇빛에서 비타민 D를 공급받습니다. 피부가 햇빛에 노출되면 콜레스테롤로부터 비타민 D가 합성되고, 신장에서 활성화된 형태로 바뀝니다. 여기서 중요한 점은 이 활성화된 비타민 D가 세포를 잘 분화시킨다는, 다시 말해 세포의 형태를 원형 그대로 유지하며 성장을 늦추며 질서 있게 해준다는 것입니다. 최근에는 혈중 칼슘치를 증가시키지 않는 비타민 D 제제도 개발되고 있습니다.

비타민 E는 전립선 암세포의 증식을 줄임과 동시에 암세포를 죽이는 작용이 있으며, 몇몇 동물실험에서도 전립선암의 발병을 방지한다고 밝혀졌습니다. 한데 최근 연구를 보면 고용량(하루 400IU 이상)의 비타민 E는 심부전과 관련된 사망률을 높인다면서 하루 150IU 이하로 복용할 것을 권장하고 있습니다.

③ 녹차

녹차의 항암 효과가 주목받기 시작한 것은 1978년부터입니다. 일본 시즈오카현의 암 사망률이 일본 전국 평균에 비해 현저히 낮게 나타나자 원인을 조사한 결과, 그 지역 내에서도 특히 녹차 생산지의 위암 사망률이 다른 지역의 5분의 1 정도로 매우 낮다는 사실이 밝혀졌습니다. 중국의 연구에서도 남성들이 녹차를 매일 마시면 전립선암에 걸릴 위험이 3분의 2나 줄어들며 마시는 양이 많을수록, 녹차를 마신 기간이 길수록 발병 위험이 더욱 감소하는 것으로 나타났습니다. 차의 주요 기능성 성분은 폴리페놀성 화합물인 카테킨(catechin)류로 녹차에 약 10~18% 가량 함유되어 있는데, 이것은 찻잎을 발효해서 만드는 우롱차나 홍차보다 더 높은 함량입니다. 카테킨은 녹차의 씁쓸하고 떫은 맛을 내는 성분입니다. 항산화 효과가 탁월하며 항암·항균 효과와 심장병 발생 억제 효과를 지닌 성분으로 밝혀져 있습니다.

④ 콩과 그 가공식품

통계역학 연구에 따르면 콩 섭취가 많은 나라에서는 전립선암으로 인한 사망률도 낮다고 합니다. 이는 콩 섭취 같은 식이적 요소가 전립선암과 관련해 중요한 역할을 할 수 있음을 의미합니다. 앞으로도 전립선암 치료제와 화학적 암 예방제로서 콩의 미래는 밝을 것으로 보입니다.

> 환경과 함께 식생활이 전립선암에 큰 영향을 미친다는 사실은 널리 알려져 있다. 에너지 섭취에서 지방(脂肪)의 비중이 큰 서구에서 아시아보다 전립선암이 많이 발생하는 것만 보아도 알 수 있다. 특히 붉은색 육류나 유제품 등의 고지방식은 전립선암의 발병과 진행에 중요한 역할을 한다고 평가된다. 따라서 이런 음식의 과다한 섭취를 피하고 저지방식과 신선한 과일, 채소, 콩 종류 등 이른바 미세영양소가 풍부하고 섬유질도 많은 식품을 충분히 섭취하는 게 좋다.

양성자치료란 선형가속기를 이용해 수소의 원자핵에서 양성자(陽性子)를 분리해 내어(빛의 속도의 60%까지 가속) 암 치료에 이용하는 것이다. 기존 방사선치료에 사용하는 엑스선은 통과 경로에 있는 모든 정상 조직에 영향을 주는 데 비해 양성자는 중간의 정상 조직에는 방사선을 거의 방출하지 않고 종양의 표적 부위에 빠른 속도로 도달해서는 모든 에너지를 방출하고 사라진다. 치료율을 높이면서 부작용은 줄이는 최첨단 치료법으로 '꿈의 방사선치료법'이라 불리기도 한다. 미국에서는 양성자치료 환자 중 전립선암 환자가 가장 많으며, 우리나라에선 유일하게 국립암센터에 양성자치료 시설이 있어 전립선암 치료에 많이 활용하고 있다.

통증과 그 대처법

73. 통증은 왜 생기나요?

암환자들이 겪는 통증의 원인은 다양합니다. 가장 흔하게는 암 자체에 의한 것으로(65%), 암이 뼈나 신경계, 기타 장기를 누르거나 그곳으로 퍼졌을 때 생깁니다. 둘째는 수술, 방사선치료, 항암화학요법 등 암 치료와 관련된 통증입니다(25%). 몇몇 항암제는 말초신경을 망가뜨려 신경병증성 통증을 일으키며, 방사선치료도 피부 자극으로 통증을 유발할 수 있습니다. 셋째는 암과 관계없는 통증입니다(10%). 예를 들면 누구에게나 생길 수 있는 두통이나 근육통, 그 외 부위의 통증입니다.

통증은 암환자라면 누구나 겪는 어려움입니다. 초기암 환자나 항암치료를 받고 있는 환자의 30~50%, 진행성 암환자의 60~70%, 그리고 말기암 환자의 80~90%가 심한 통증을 경험합니다.

안타까운 것은 통증 관리 원칙만 잘 따르면 암환자의 70~90%가 불필요한 통증을 피해 갈 수 있는데도 그러한 관리를 제대로 하지도 받지도 못한다는 점입니다. 통증은 환자와 가족의 일상생활을 방해할 뿐 아니라 삶의 질을 망가뜨립니다. 암으로 인한 통증은 대부분 먹는 약으로 충분히 조절할 수 있습니다. 마약성 진통제를 사용하더라도 치료에는 영향이 없으며, 중독도 거의 없고, 부작용 또한 가볍거나 대처가 가능합니다. 따라서 마약성 진통제를 꺼려 통증을 참을 필요는 없습니다.

74. 진통제 사용에는 무슨 기준이 있습니까?

암성 통증을 치료하는 기본적인 방법은 약물요법이며, 비마약성 진통제나 마약성 진통제, 진통보조제 등을 다음과 같은 원칙에 따라 사용합니다.

① 가능하면 먹는 진통제(또는 피부에 부착하는 진통제)를 먼저 사용합니다.
② 약을 건너뛰지 말고 규칙적으로 복용합니다. 약물의 혈중 농도를 일정하게 유지해야 통증을 막을 수 있습니다.
③ 갑자기 생기는 돌발성 통증에 대비해 속효성 진통제를 미리 처방받아 놓습니다.
④ 진통제 복용 후 통증 조절이 잘 되는지 자주 평가하여 담당의사에게 이야기하고, 잘 조절되지 않으면 진통제를 바꿔 달라고 합니다.

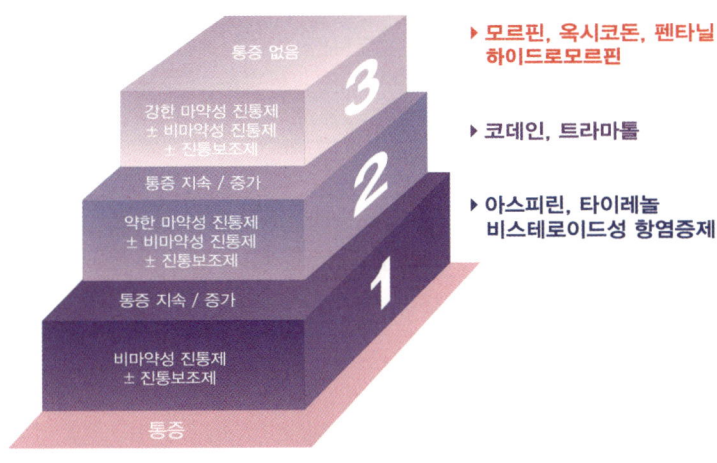

〈그림 11. WHO 3단계 진통제 사다리〉

⑤ 진통제 사용은 통증의 정도에 따라 다른데, 세계보건기구(WHO)에서 제시한 '3단계 진통제 사다리'의 지침을 따릅니다.

■ WHO의 '3단계 진통제 사다리'에 따른 약물사용 지침

① **1단계**: 경한 통증(통증 등급에서 1~4점의 것), 비마약성 진통제인 아스피린, 타이레놀 등을 먼저 사용합니다. 통증이 계속되면 약한 마약성 진통제를 추가합니다.

② **2단계**: 중등도 통증(통증 등급에서 5~6점의 것), 비마약성 진통제에다가 약한 마약성 진통제인 코데인, 트라마돌 등을 추가합니다. 통증이 계속되면 마약성 진통제를 강한 것으로 대체해 추가합니다.

③ **3단계**: 심한 통증(통증 등급에서 7~10점의 것), 처음부터 강한 마약성 진통제인 모르핀, 옥시코돈, 펜타닐, 하이드로모르폰 등을 사용합니다.

75. 진통제의 종류를 자세히 알려주세요.

통증을 조절하는 약제는 크게 마약성 진통제와 비마약성 진통제로 나뉩니다. 하지만 대부분의 전립선암 환자에서 전이 및 병의 진행으로 인한 통증은 비마약성 진통제 보다는 마약성진통제가 중심이 되어 치료가 진행됩니다.

■ 비마약성 진통제

비마약성 진통제는 크게 아세트아미노펜류(acetaminophen, 타이레놀 같은 것)와 비스테로이드성 소염진통제(NSAIDs, nonsteroidal anti-inflammatory drugs)로 나뉩니다. 비마약성 진통제는 신체적·정신적 의존성이나 내성이 없고, 해열 작용이 있습니다. 또한 용량을 어느 수준 이상 늘리면 약효가 더 이상 늘지 않고 부작용만 증가하는데, 이를 '천장효과(ceiling effect)'라 합니다.

비마약성 진통제는 종류가 많지만 효과가 대동소이하므로 환자의 상태에 따라 부작용이 적은 약제를 선택하는 게 중요합니다. 비스테로이드성 소염진통제의 흔한 부작용으로는 위장 장애, 신장 장애, 혈소판 억제, 천식의 유발 또는 악화 등이 있습니다.

환자에게 혈소판 감소증이나 출혈 경향이 있는 경우, 위궤양, 위출혈, 혹은 신장 장애가 있거나 천식과 과민증이 있는 경우에는 비스테로이드성 소염진통제보다 타이레놀을 우선 고려합니다. 특히 아스피린(aspirin)은 천식이 있는 환자에게는 금기입니다. 타이레놀은 소염 작용과 혈소판 억제 작용이 없으나 고용량을 투여하면 간 손상을 일으킬 수 있으므로 간 기능 장애가 우려될 경우 비스테로이드성 소염제를 고려하는 편이 좋습니다.

비마약성 진통제를 사용할 때는 우선 이전에 사용했던 비마약성 진통제 중 효과가 있었으면서 부작용은 없었던 것을 찾아봅니다. 그리고 천장효과에 유의해, 최대 투여량으로도 통증이 조절되지 않으면 다음 단계로 넘어가야 합니다.

■ 마약성 진통제

암에 의한 통증은 우리가 일상적으로 경험하는 통증보다 훨씬 심할 때가 많습니다. 이처럼 심한 통증은 비마약성 진통제를 최대량 투여해도 조절할 수 없지만(천장효과), 마약성 진통제는 용량에 비례해 진통 효과가 계속 증가하기 때문에 통증 조절이 가능합니다. 마약성 진통제는 약한 것과 강한 것이 있습니다. 우리나라에서 암성 통증에 흔히 사용하는 약한 마약성 진통제로는 코데인, 트라마돌 등이 있고 강한 마약성 진통제로는 모르핀, 펜타닐, 옥시코돈, 하이드로모르폰 등이 있습니다.

① 모르핀(morphine)

모르핀은 서방정(徐放錠, 약의 성분이 일정 시간 동안 일정한 양만이 서서히 방출되게 만든 정제)과 속효성 모르핀이 있습니다. 두 가지가 다 정제(알약) 형태입니다. 서방정은 10mg(갈색)과 30mg(보라색) 두 종류가 있으며, 복용한 지 2~3시간 후에 최대 효과가 나타나고 12시간 정도 약효가 지속되는 지속형 제제입니다. 따라서 서방정을 쪼개거나 씹어서 먹으면 안되며, 시간을 지켜 규칙적으로 복용해야 합니다. 속효성 모르핀은 15mg(노란색)의 정제로, 복용하고 한 시간 정도 지나면 효과가 나타나기 시작해 4시간 정도 지속됩니다. 속효성 모르핀은 서방정과 함께 사용되며, 갑자기 찾아오는 '돌발성 통증'에 효과적입니다.

② 옥시코돈(oxycodone)

현재 우리나라에는 옥시코돈의 서방정인 옥시콘틴(OxyContin, 제품명)이 10mg, 20mg, 40mg, 80mg의 네 종류로 나와 있으며, 모두 하루에 두 번 복용합니다. 옥시콘틴은 모르핀 서방정(상품명 MS Contin)에 비해 작용이 빠르고 부작용이 적다는 장점이 있습니다. 속효성 제품으로는 IR코돈(IR Codon)이 있습니다.

③ 펜타닐(fentanyl)

붙이는 진통제로 듀로제식(Durogesyc)이라는 제품이 나와 있어서 경구 섭취가 어려운 경우에도 사용할 수 있습니다. 의사가 지시한 곳에 붙이면 3일간 약효가 지속되므로 사흘에 한 번 새로 붙입니다. 장기간 한 군데에 붙이면 피부가 과민반응을 보일 수 있으므로 위치를 조정합니다. 우리나라에서는 시간당 흡수량을 기준으로 12㎍/hr, 25㎍/hr와 50㎍/hr, 75㎍/hr, 100㎍/hr 패치 제제들이 사용되고 있습니다(㎍은 마이크로그램, 1㎍은 100만분의 1g입니다).

④ 하이드로모르폰(hydromorpnone)

제품명 저니스타(Jurnista)로 알려져 있으며 진통 효과가 24시간 지속되므로 하루 한 번 정해진 시간에 복용합니다. 속효성 제제로는 딜라우디드(Dilaudid)가 있습니다.

⑤ 코데인(codeine)

몸에 흡수되는 코데인 중 약 10%가 모르핀으로 바뀌어 진통효과를 나타냅니다. 우리나라에서는 코데인과 디하이드로코데인(dihydrocodeine) 서방정이 중등도 통증 조절과 기침 억제를 위해 많이 쓰입니다.

⑥ 트라마돌(tramadol)

약한 마약성 진통제로 주사제(50mg, 100mg)와 경구용 제제(트리돌[Tridol] 서방정 100mg)가 있습니다. 하루 400mg을 넘지 않도록 하며, 신장 기능이나 간 기능에 문제가 있거나 고령인 경우에는 용량을 줄입니다. 서방정은 하루 100mg 두 번으로 시작해 용량을 조절합니다.

76. 진통제 말고 통증에 도움이 되는 약은 없는지요?

진통제로 개발된 약은 아니지만 신경병증성 통증과 골성 통증 등 특정 유형의 통증에 효과가 있는 진통보조제가 있습니다. 진통 효과가 낮으며, WHO 3단계 사다리의 어느 단계에서도 사용 가능합니다. 대표적인 약제는 신경병증성 통증(암의 신경 침범 등에 따르는 증상)에 사용되는 항우울제와 항경련제, 그리고 뼈전이로

종류	약제	적응증 및 효과	부작용 및 주의사항
항우울제	아미트립틸린 (amitriptyline) 이미프라민 (imipramine) 노르트리프틸린 (nortriptyline)	진통제의 보조제로 작용. 신경병증성 통증에 효과적. 통증과 우울증이 있는 수면장애에도 유용. 자기 전에 투약.	**주의 사항** 심근경색 회복 초기 및 부정맥 (심근경색 악화 위험) **부작용** 입 마름, 졸음, 변비, 현기증
항경련제	가바펜틴 (gabapentin) 프레가발린 (pregabaline)	진통제의 보조적 효과. 말초신경 장애에 따른 급성 통증에 사용. 암에 의한 신경 손상에 효과적	**부작용** 복용 초기에 어지럽거나 졸림
스테로이드	덱사메타손 (dexamethasone) 프레드니솔론 (prednisolone)	종양 및 신경 주위 부종 감소, 뇌압 상승, 척수압박, 뼈전이, 신경 침범에 효과적. 식욕 증진, 행복감, 편안한 느낌	**부작용** 입이나 식도 캔디다증. 근육쇠약, 고혈당, 체중증가, 급성신증, 위장 장애 **주의 사항** 최소 효과량만 투여, 중단시 서서히 감량

〈신경병증성 통증의 진통보조제〉

종류	약제	적응증 및 효과	부작용 및 주의사항
비스포스포네이트계	파미드로네이트 (pamidronate) 에티드로네이트 (etidronate)	뼈전이에 의한 통증 조절 및 골절 예방, 고칼슘혈증 예방	파미드로네이트- 권태, 구역, 설사 에티드로네이트- 발열, 경련

〈골성 통증의 진통보조제〉

인한 통증에 사용되는 비스포스포네이트(bisphosphonate) 계열의 약제가 있습니다.

최근에는 경구 진통제, 정맥 및 근육 주사용 진통제를 병용하여 치료 하며, 필요에 따라서는 척추강내로 직접 약을 환자 스스로가 주입하여 진통 작용 시작 시간이 빠르고 오래 갈 수 있는 자가 조절 진통 기기를 사용할 수도 있습니다. 나아가 환자 개인당 허용가능한 진통제에도 불구하고 통증이 지속시에는 신경차단술을 시행하는 경우도 있습니다.

77. 진통제를 복용할 때 유의할 점은 무엇인가요?

시간에 맞추어 진통제를 규칙적으로 복용하는 것이 가장 중요합니다. 통증이 없어지더라도 약을 중단할 때는 반드시 의료진과 상의해야 합니다. 다른 사람의 진통제는 자신에게 맞는지를 알 수 없으므로 절대 사용하지 마십시오. 진통제 복용으로 생길 수 있는 흔한 부작용은 다음과 같습니다.

① 변비

모르핀이 장의 연동운동을 억제하고 항문 괄약근을 긴장시켜 변비를 초래합니다. 마약성 진통제를 복용하는 경우에는 예방적으로 완하제(緩下劑)를 사용합니다. 물이나 주스, 채소, 과일 등을 충분히 섭취하는 것도 변비 예방에 도움이 됩니다.

② 구역질과 구토

모르핀 투여 시작 초기 또는 증량할 때 나타날 수 있습니다. 보통 1~2주 지나면 없어집니다. 메스껍거나 구토 증상이 생기면 의료진에게 즉시 이야기하고, 증상이 심할 때는 약을 바꾸거나 항구토제를 투여합니다.

③ 진정(鎭靜)과 졸림

치료 초기나 약의 양을 늘렸을 때 나타납니다. 증상이 오래 지속되지는 않지만 심할 경우는 약을 바꾸거나 졸음을 줄이는 약을 병용합니다.

④ 호흡 억제

마약성 진통제의 복용을 시작할 때나 용량을 많이 늘릴 때, 드물게 호흡이 느려질 수 있습니다. 호흡이 1분에 10회 미만이면 의료진에게 알리고 복용을 중단해야 합니다. 통증이 있을 때는 호흡 억제 현상이 별로 없지만, 통증이 사라지고 편안해지면 호흡이 느려질 수 있습니다.

⑤ 기타 부작용

전립선비대증이 있는 환자는 배뇨 장애가 생길 수 있습니다. 이때는 다른 마약성 진통제로 바꾸도록 합니다. 그 외에 어지럼증, 피부 발적(發赤, 빨갛게 부어오름) 등이 드물게 나타나지만 대개 증상이 가벼우므로 의료진에게 말하면 쉽게 대처할 수 있습니다.

78. 마약성 진통제를 사용하면 중독되지 않나요?

마약성 진통제를 장기간 사용하면 내성(耐性)과 신체적 의존성이 올 수 있습니다. 그러나 이는 마약 중독과 달리 우리 몸의 정상적인 반응입니다. 내성이란 약을 장기간 사용할 때 같은 효과를 내기 위한 필요량이 점차 늘어나는 것으로, 그에 따라 용량을 늘려 투여해도 별 문제가 없습니다. 신체적 의존성은 약을 갑자기 끊었을 때 약물에 적응했던 몸이 나타내는 정상적 반응으로, 마치 담배를 끊었을 때의 금단증상과 비슷합니다. 약을 서서히 감량함으로써 해결할 수 있습니다.

이에 비해 중독은 본래 목적인 진통과 관계없이 사용하고, 필요량 이상으로 탐닉했을 때 나타납니다. 암환자를 대상으로 한 연구들을 봐도 통증 때문에 마약성 진통제를 복용하는 환자가 마약 중독이 되는 경우는 극히 드뭅니다. 마약성 진통제는 앞서 말한

천장효과(비마약성 진통제의 경우, 심한 통증은 약제를 최대량 투여해도 조절할 수 없다는 것)가 없기 때문에 통증 조절을 위해 제한 없이 증량할 수 있지만 투여량이 늘어나는 게 중독을 의미하지는 않습니다. 통증이 조절될 때의 용량이 해당 환자의 적정 용량이며, 그 양은 환자마다 다릅니다.

79. 신경을 차단하는 요법도 있다던데요.

신경파괴술 또는 신경차단술, 신경블록(block)요법이라고 하는 다소 생소한 방법이 있습니다. 통증을 전달하는 신경 경로에 약물 등을 주사하여 신경의 기능을 차단함으로써 통증을 감소시키는 방법입니다. 신경을 파괴하는 것인 만큼 해당 신경이 없어져도 해보다 득이 많다고 판단하는 경우에만 합니다. 대표적인 예가 교감신경(交感神經) 차단술입니다. 교감신경은 소위 자율신경으로, 감각신경이나 운동신경과 달라서 우리가 그 작용을 느낄 수 없습니다. 한데 복부 장기에 일어나는 암성 통증은 교감신경을 통해 뇌에 전달됩니다. 이런 경우에 통증을 줄일 목적으로 차단술을 쓸 수 있습니다. 교감신경 차단요법 외에 체성신경(體性神經) 차단요법도 있습니다. 각 요법에 대해 일반적으로 더 설명하면 다음과 같습니다.

■ 교감신경 차단술

교감신경 차단을 적용하는 암성 통증은 신경파괴제를 사용해도 감각이나 운동기능의 상실 없이 통증 조절 효과를 얻을 수 있는 경우들이므로 적극적으로 받는 것이 좋습니다.

① 복강신경총 차단 또는 내장신경 차단

복강신경총이란 복부 내장을 지배하고 있는 신경절 및 신경의 복합체를 말하며, 횡격막 바로 아래에 있습니다. 내장신경이란 복부 내장을 지배하는 교감신경입니다. 이 차단술은 통증을 유발하는 장기를 지배하는 신경 부위를 차단하는 방법을 통해 상복부의 암성 통증에 가장 효과적인 방법으로, 전립선암의 내부 장기 전이로 인한 복부와 배부(背部, 등)의 통증이 심할 때 가장 먼저 시행합니다. 일반적으로, 하부 식도부터 배의 오른쪽 상행결장(上行結腸)까지의 상복부 내장 통증, 췌장암이나 대동맥 주위 림프절 종창(腫脹, 부종으로 부은 상태)에 의한 복강신경총의 자극, 간암 또는 전이성 간암으로 간 피막이 긴장되어 생긴 통증, 신장과 상부 요관의 통증, 내장측 복막의 병변 등에 적용됩니다. 그러나 병변이 체성신경까지 파급되어 지각이나 근력의 저하가 생긴 경우, 또한 병변이 복벽 즉 배의 벽까지 퍼져 있거나 복수가 많이 찬 경우 등에는 효과가 없습니다.

② 상하복신경총 차단

전립선암 자체 또는 골반 내 장기 전이로 인해 하복부와 골반 내 장기에서 유래한 암성 통증을 조절할 때 적용합니다. 주로 자궁암, 난소암, 고환암 등에 의한 통증에서 효과가 큽니다. 상하복신경총을 차단할 경우 심한 합병증은 없으나 골반 내 장기의 손상이나 혈종(血腫, 내출혈로 말미암아 혈액이 한곳으로 모여 혹과 같이 된 것) 등이 발생할 수 있습니다.

③ 외톨이 신경절 차단

외톨이 신경절이란 좌우의 교감신경절(교감신경 줄기의 중간에 부풀어 커진 부분)이 하나로 합쳐지는 최종 신경절로, 천미추(薦尾椎) 접합 부위 즉 엉치척추뼈와 꼬리뼈가 만나는 부분 주위에 있습니다. 이 차단술은 주로 전립선암, 직장암 등의 수술 후에 항문 주위에서 암성 통증이 지속될 때 많이 이용합니다.

④ 체성신경 차단

체성신경(體性神經)이란 말초신경계의 한 부분으로 피부, 골격근, 관절 등의 신체 각 부분에 연결되어 수의적으로 작용하며, 신체의 외부로부터 들어오는 정보를 중추신경계로 보내고 중추신경계의 명령이나 정보를 신체 각 부분으로 전달하는 기능을 합니다. 체성신경은 지각신경과 운동신경을 포함하고 있는데 상하지(上下肢) 및 하복부 신경을 지배하는 신경을 차단하면 자칫 근력

저하나 운동마비, 배뇨장애 등이 올 수 있습니다. 그러므로 신경파괴제에 의한 차단의 시행 여부를 신중하게 결정해야 합니다. 전립선암 뼈전이 시 주로 몸통이나 꼬리뼈 부위의 통증을 효과적으로 조절하려 할 때 시행합니다.

80. 척수진통법이 그렇게 강력하다지요?

경막외강(硬膜外腔, 척추에서 척수를 둘러싸고 있는 얇은 막이 있는데 이를 경막이라 하고, 이 경막 바깥쪽에 있는 공간)이나 지주막하강(蜘蛛膜下腔, 뇌와 지주막 사이에 물이 고여 있는 공간) 등 뇌척수액이 들어 있는 곳으로 약물을 투여하는 방법을 척수진통법이라고 하며, 머리를 제외한 척추 어떤 분절의 통증에도 적용됩니다. 가느다란 관을 삽입하고 그것을 통해 진통제를 직접 중추신경에 주사합니다. 위나 장, 간을 거치지 않고 직접 중추신경에 약물이 도달하므로 효과가 크고 부작용도 줄어듭니다. 모르핀의 경우, 경구 투여의 300분의 1 용량으로도 같은 진통 효과를 볼 수 있습니다. 이처럼 효과가 대단히 강력하기 때문에 다른 방법으로는 듣지 않는 통증의 조절에 쓰입니다.

81. 환자 자가진통법이란 무엇인가요?

진통제 약물의 총량과 주입 속도 등이 미리 프로그램된 약물 주입기로 환자 자신이 통증을 조절할 수 있도록 고안된 것이 환자 자가진통법(PCA, patient-controlled analgesia)입니다. 흔히 '무통 주사'라고 합니다. 특수 펌프를 이용해 진통제를 경막외강, 정맥 내, 피하 등에 주입합니다. 일회용 기구도 있습니다. 이 방법의 장점은 환자가 통증을 느낄 때 의사나 간호사를 찾지 않고 스스로 통증을 관리할 수 있다는 것입니다. 그러나 특수한 장치나 기구를 몸에 부착하고 있어야 해서 행동이 제한되는 단점이 있습니다. 그리고 환자가 정상적인 판단력이 없거나 전신 상태가 극도로 나쁜 경우에는 이 방법을 사용할 수 없습니다.

82. 약물 투여를 하지 않는 통증 조절법은 없나요?

의사의 처방에 따라 스스로 또는 가족의 도움 아래 다음과 같은 방법들을 써볼 수 있습니다. 이 방법들은 진통제의 효과를 높이고 다른 불편한 증상을 완화시킬 수는 있지만 약을 대신하지는 못합니다.

① **상상요법**: 행복했던 때와 장소를 생각합니다.
② **기분전환**: 영화나 텔레비전을 보거나 음악을 듣고, 산책을 하거나 친구 또는 가족을 만나 즐거운 시간을 가집니다.

③ **마사지나 지압**: 아픈 부위 주변을 마사지하거나 가볍게 두드려 줍니다.

④ **찜질**: 아픈 부위에 얼음주머니 또는 따뜻한 물주머니를 대거나 따뜻한 물로 목욕을 하면 통증을 완화시킬 수 있습니다. 단, 한 부위에 15분 이상 냉·온찜질을 하지 말고, 온찜질을 할 경우에는 뜨거운 물에 화상을 입지 않도록 주의해야 합니다. 감각이 떨어진 경우에는 반복적인 찜질을 삼가십시오.

예후와 일상 관리

83. 수술 후 요실금을 개선하거나 치료할 방도는 없습니까?

요실금의 개선에는 골반저근을 강화하는 '골반저근 체조'가 좋습니다. 골반저근을 단련하면서 요도 괄약근의 기능 회복도 도모하는 체조입니다. 매일 지속적으로 하면 요도와 항문 주위 근육이 단련되어 요실금의 빈도가 차츰 줄어들게 됩니다. 만약 요실금이 1~2년 후에도 심하게 지속된다면 인공괄약근 설치술 등을 고려할 수 있습니다(그림 12).

84. 수술 후 발기부전은 자연적 회복이 가능한가요?

수술로 잃은 발기 능력이 회복되기까지는 비교적 오랜 시간이 걸리고, 회복되더라도 대개 수술 전에 비해 떨어지게 됩니다.

1. 양쪽 다리를 어깨 넓이만큼 벌린 채로 똑바로 바닥에 누워 아랫배와 엉덩이의 근육을 편안하게 이완시킨 상태에서 5초간 골반 근육을 수축한다.

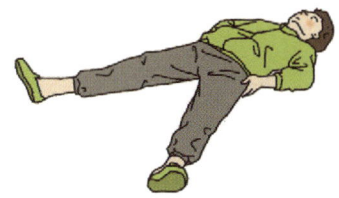

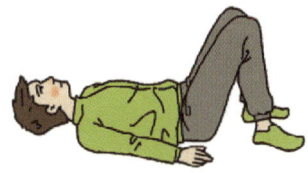 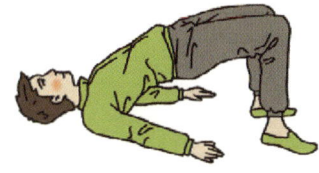

2. 똑바로 바닥에 누워 무릎을 구부린 상태에서 숨을 들이마시며, 엉덩이를 서서히 들면서 골반 근육 수축을 5초간 한다.

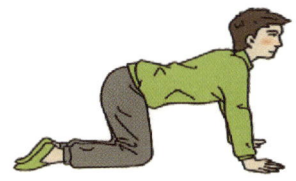 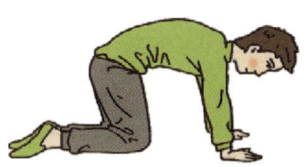

3. 무릎과 손바닥을 댄 후 숨을 들이마시면서 등을 동그랗게 하고 5초간 골반근육을 수축한다. 이어서 숨을 내쉬면서 원상태로 돌아간다.

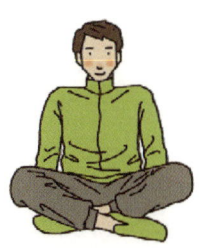 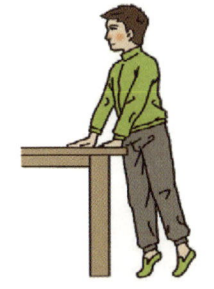

4. 다리를 가부좌하고 앉은 자세에서 골반, 항문을 서서히 조여준다.

5. 선 채로 양 발꿈치를 붙이고 의자나 탁자를 이용해 몸의 균형을 잡는다. 이 상태에서 양 발꿈치를 들면서 운동을 한다.

〈그림 12. 골반저근운동(케겔운동)〉

최근에는 '발기능 재활' 개념이 도입되어 발기력을 회복시키려는 시도들이 많이 있습니다. 전립선암 수술 후 조기에 성적 자극을 유도하고, 음경으로의 혈액 공급을 개선시킴으로써 약물의 도움 없이 발기가 가능하도록 도와주는 것으로, 이 프로그램의 효과를 입증하는 연구 사례들이 많이 발표되었습니다. 발기능 재활 프로그램에서는 수술 후 비교적 이른 시기인 3~6개월부터 비아그라 등의 경구 약물, 혹은 주사제 치료를 시작하고 정기적으로 발기력 향상을 평가합니다. 전립선암 수술 환자뿐 아니라 항암치료와 연관해 발기부전이 된 환자도 효과를 기대할 수 있습니다. 하지만 암의 치료법이나 환자의 상태에 따라 자연적 회복이 어렵다고 판단되는 경우에는 주사요법과 진공수축기 치료, 음경 보형물 같은 다른 방법을 택합니다.

85. 발기부전이 낫지 않을 때의 대처법을 알려 주세요.

자연적 발기 기능이 회복되지 않을 경우, 대체로 국소성 발기유발제를 많이 사용합니다. 1980년대부터 쓰이는 혈관확장제 자가주사법과 1998년 미국에서 처음 시판이 허가된 실데나필 시트레이트(sildenafil citrate), 상품명 비아그라(Viagra)와 같은 경구용 발기유발제가 있습니다. 항고혈압제를 개발하던 중 발견된 비아그라는 먹는 약이어서 사용이 편리한 데다 발기유발 효과가 비교적 높아서 현재 발기부전의 일차적 치료 약물로 쓰이고 있습니다.

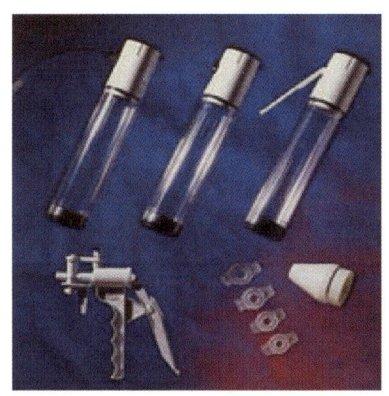
〈진공수축기〉

한 비아그라를 잇는 제 2세대 경구용 발기유발제(레비트라, 시알리스, 자이데나, 엠빅스 등)가 개발되어 실용화 되었고 최근에는 필요시에만 성행위 전에 복용하는 용법 외에 저용량을 매일 복용하는 방법도 있습니다. 특히 반감기가 48시간인 시알리스 5mg을 혈압약이나 당뇨약과 같이 매일 일정시간 복용하면 혈중농도가 지속적으로 유지되어 약물 복용시기와 관계없이 항상 발기할 수 있기 때문에 보다 정상적인 성생활이 가능하게 되었습니다. 하지만 모든 발기부전제는 아직 건강보험적용을 받지 못하여 비용적인 부담이 있습니다. 그러나 실데나필(비아그라의 주성분)은 현재 우리나라에서 특허가 만료되어 여러 국내제약회사에서 훨씬 저렴하지만 생동성 실험을 통과한 복제약을 출시하였습니다. 성분과 효능 및 안전성이 검증되지 않은 중국산 '짝퉁약'은 복용하지 말아야 합니다.

성기에 주사하는 혈관확장제로는 스텐드로(Standro)와 같은 약제가 있으며, 휴대용 주사기를 통해 환자분이 직접 성기의 등쪽에 주사하여 발기를 유발시키는 방식으로 사용합니다. 발기는 약물 투여 후 5~10분 내에 나타나며 약 30~60분 동안 지속됩니다.

1960년에 개발된 진공수축기는 실린더 진공펌프와 압축링으로 구성되어 있습니다. 성기를 진공펌프 속으로 넣은 후 진공펌프를 작동시켜 성기가 발기되게 하고, 발기 상태를 유지하기 위해 성기내부로 들어온 피가 빠져나가지 않도록 압축링을 성기의 아랫부분에 채워 두는 방식입니다. 이 기구는 2006년 FDA에서 근치적 전립선 절제 후의 성기능 재활에 사용할 수 있다는 허가를 받았습니다.

86. 남편이 전립선암인데 제가 어떻게 도울 수 있을까요?

우선 환자가 다양한 식품을 섭취하도록 하십시오. 우리 몸에 필요한 영양소들을 골고루 받아들여야 하니까요. 신선한 과일과 채소를 많이 드리고, 복합 당질과 비타민과 무기질 그리고 섬유소가 많이 들어 있는 도정하지 않은 곡류를 섭취하게 하십시오. 기름과 소금, 설탕, 술, 그리고 염장 식품이나 훈제 식품은 가능한 한 줄이는 게 좋습니다. 고기는 기름이 적은 부위를 선택하고, 닭고기는 껍질을 벗긴 후 들도록 합니다. 튀기는 요리보다는 끓이거나 삶는 요리가 좋습니다. 만약 남편이 과체중이라면 활동량을 늘려 체중을 줄이게 하십시오.

87. 운동은 치료 후 언제부터 가능한지요?

가벼운 운동은 치료 후 회복에 도움을 줍니다. 수술 직후에는 몸에 무리가 갈 수 있는 심한 운동을 삼가면서 첫 1개월은 하루 두 번 정도 가볍게 동네 산책 코스를 1시간 정도 걷는 것이 좋습니다. 그 뒤에는 서서히 시간을 늘리거나 다양한 운동을 시도해 볼 수 있습니다. 특별한 문제가 없다면 3개월쯤 후에는 본인이 평소에 즐기던 운동을 할 수 있습니다.

88. 뼈전이가 됐다는데 운동을 해도 괜찮은가요?

뼈전이가 있을 때는 자칫 골절이 되기 쉽습니다. 가장 흔히 발생하는 것은 늑골 골절과 척추압박 골절이나, 대퇴골 등의 장골(長骨, 긴뼈) 골절이 가장 심각한 후유증을 야기합니다. 골절의 발생 가능성은 전이 병변이 오래 됐을수록 증가합니다. 또한 골절은 암환자를 더욱 무력화시키는 결과를 빚으므로 심한 운동이나 미끄러운 곳에서의 운동은 삼가십시오. 넘어지지 않도록 주위를 살피고, 되도록 보호자와 함께 다니십시오.

89. 쉽게 피로를 느낍니다. 원인이 무엇입니까?

암과 관련된 피로의 원인은 다양합니다.

① 암성 통증으로 인한 피로

만성 암성 통증은 식욕을 떨어뜨리고 활동을 감소시키며 수면을 방해함으로써 피로를 유발할 수 있습니다. 모든 암환자는 적절한 통증 조절이 반드시 필요합니다. 흔히 진통제를 사용하면 중독이 된다고 잘못 알고 있는데, 암성 통증을 조절하는 진통제는 중독 위험이 없으며 환자의 삶의 질을 향상시키는 데 필수적입니다. 피로를 호소하는 암환자는 먼저 만성 암성 통증이 제대로 조절되고 있는지 의료진과 상의할 필요가 있습니다.

② 빈혈로 인한 피로

빈혈이 있으면 몸에 산소 공급이 원활하게 되지 않아 충분한 에너지를 생성할 수 없고, 이것이 피로를 낳곤 합니다. 항암화학요법이나 골수이식 같은 치료가 빈혈을 유발하며, 출혈이나 장기 기능의 부전, 그리고 암 자체가 빈혈의 원인이 되기도 합니다. 빈혈은 원인에 따라서 적절한 치료를 하는데, 철분제 혹은 엽산보충제를 복용하거나 다른 의학적 조치를 받을 수 있습니다.

③ 수면 부족으로 인한 피로

수면 문제도 암 관련 피로의 원인으로 매우 중요합니다. 암환자들은 흔히 잠들기 힘들어 하고, 깊은 잠을 못 자고 자주 깬다고 호소합니다. 이럴 때는 의료진과 상의해 적절한 도움을 받으십시오.

④ 그 밖의 원인들

그 외에 암환자가 복용하는 여러 종류의 약제(진통제, 수면제, 항경련제, 항우울제)와 다양한 장기 기능의 부전, 부적절한 영양 섭취, 활동 부족 등이 암과 관련된 피로의 원인입니다. 식욕이 떨어지는 반면 몸의 에너지 요구량은 늘기 때문에 영양사와 상담하여 적절한 식이 기준을 알아두는 게 필요합니다. 암환자는 몇몇 식욕촉진제를 건강보험으로 처방받아 복용할 수 있으므로 식욕이 떨어져 필요한 에너지 섭취가 힘들 정도라면 주치의 선생님과 상의해 적절한 도움을 받으십시오.

90. 일상에서 피로를 줄이는 요령은요?

암 관련 피로를 치료할 때는 의료진의 도움뿐 아니라 환자 본인과 가족의 노력이 필요합니다. 우선 암 치료를 할 때 심해지는 피로가 암 자체의 악화를 나타내는 것은 아니므로 그 점은 안심해도 됩니다. 무엇보다 환자는 자신의 에너지를 보전하는 방법을 알아야 합니다. 여러 가지 일들의 우선순위를 정하고 중요하지 않은 활동은 연기하는 지혜가 필요합니다. 힘을 절약할 수 있는 적절한 기구를 사용하고, 밤의 수면을 방해하지 않을 정도로 낮잠을 자는 것도 도움이 됩니다. 스트레스를 적절하게 해소하는 방법과 이완요법을 익히고, 암환자를 돕는 단체의 사람들과 만나거나 연락을 취하는 것도 좋습니다. 무엇보다 암 관련 피로로 고통을 느낄 때는 의료진과 상의하고, 영양사나 운동처방사, 사회복지사 등의 도움을 받으십시오.

■ 일상생활

① 평상시의 생활을 유지하되, 피로를 느끼면 바로 휴식을 취합니다.
② 치료 전보다 좀 더 휴식을 취하며, 일상생활 중에 잠깐씩 쉬는 게 도움이 됩니다.
③ 일상에서 주위 사람들의 도움을 받도록 하며, 항상 사용하는 물건은 손이 닿기 쉬운 곳에 두어 에너지 낭비를 줄입니다.
④ 피로를 느낄 때의 상황을 기록하여 생활계획을 세우면 시간 관리가 효율적이 되어 피로를 덜 느낍니다.
⑤ 주치의나 간호사와 피로에 대해 상담을 해 증상에 맞는 적절한 치료를 받도록 합니다.
⑥ 가벼운 산책 등의 육체적인 활동은 입맛을 좋게 해 피로에 도움이 됩니다. 그러나 저녁에는 운동을 하지 않는 편이 좋습니다. 그리고 뼈전이가 있거나 면역력이 떨어지고 출혈

의 위험과 발열이 있는 환자는 가벼운 산책 이상의 운동이 오히려 해로울 수 있기 때문에 주의해야 합니다.
⑦ 음악을 듣거나 텔레비전을 보는 것도 일시적인 기분전환에 도움이 됩니다.
⑧ 종교나 사회 활동에 참여해 자신에 대해 이야기하고, 행복했던 순간들을 자주 기억해 내면 기분이 좋아져 피로 회복에 도움이 됩니다.

■ 식생활
① 단백질과 비타민 등이 함유된 다양한 음식으로 균형 있는 식생활을 합니다.
② 담배는 금하고, 알코올과 카페인이 함유된 음식은 제한하며 특히 늦은 오후와 저녁에는 피하십시오.

이런 조치들을 취해도 피로가 지속될 때는 의사의 처방 아래 스테로이드 제제나 신경흥분제 같은 약물을 사용할 수도 있습니다.

91. 불면증이 있습니다. 도움 되는 방법이 없을까요?

다음의 요령들을 실천해 보십시오.
① 낮잠은 30분 이하로 잡니다.
② 일찍 잠자리에 들고 아침에 조금 늦게 일어나는 것이 도움이 됩니다.

③ 잠자리에 들기 직전에는 수분을 제한하며, 1시간 전에 텔레비전을 끄고 조용한 음악을 듣거나 욕조에서 따뜻하게 목욕을 하면 좋습니다.
④ 매일 같은 시간에 잠자리에 들도록 합니다.
⑤ 걱정거리는 머리에서 지워 버리고, 다음날 해야 될 일은 미리 계획표를 세워 두면 훨씬 마음이 편안해집니다.
⑥ 잠자리에 들기 전 따뜻한 우유, 바나나 등 소량의 가벼운 음식을 들면 도움이 됩니다.
⑦ 배우자가 있으면 같은 시간에 잠자리에 듭니다. 배우자 때문에 도중에 잠이 깨지 않도록 하기 위해서입니다.

92. 치료 때문에 면역기능이 저하되면 음식을 다룰 때 무얼 조심해야 하지요?

항암치료나 방사선치료 후 백혈구 수가 감소한 경우에는 감염에 특별히 주의해야 합니다. 박테리아균에 의한 감염을 예방하기 위해 음식을 익혀 먹도록 합니다.

다음은 식품을 다룰 때의 주의사항입니다.

① 식품을 만지거나 요리를 할 때 손을 깨끗이 씻습니다. 박테리아나 찌꺼기 같은 것이 손톱 밑에 끼어 있다가 음식물을 오염시킬 수 있으므로 그 부분까지 깨끗이 씻어야 합니다.

② 항암치료를 받고 있다면 탈모가 생길 수 있습니다. 음식을 준비할 때 수건이나 스카프 등을 사용해 머리카락이 들어가지 않도록 합니다.

③ 식품을 구입할 때는 유통기한을 꼭 확인합니다. 간 고기를 살 경우에는 고기를 직접 갈아 주는 곳에서 구입하는 게 좋습니다. 가는 과정에서 고기의 표면적이 넓어져 박테리아 등에 오염될 가능성이 커지기 때문입니다.

④ 녹슬거나 움푹해진 캔은 사지 말아야 합니다.

⑤ 냉동제품이 녹아 있다면 구입하지 않습니다.

⑥ 식품을 따뜻한 온도에서 30분 이상 운반했다면 곧바로 냉장고에 넣어 차갑게 합니다.

⑦ 상하기 쉬운 식품은 냉장고 혹은 냉동고에 랩이나 팩으로 포장하여 보관합니다. 특히 고기, 생선, 닭고기 등은 비닐팩이나 플라스틱 통 등에 분리 보관하여 다른 식품에 고기즙, 생선즙이 떨어지지 않도록 합니다. 고기를 녹일 때도 냉장고에서 녹이고, 해동한 후에는 즉시 요리합니다.

⑧ 모든 음식은 반드시 익혀 먹고 조리한 음식은 가능한 한 빨리 먹습니다.

⑨ 고기 요리나 다른 상하기 쉬운 음식은 두 시간 이상 상온에 두지 말아야 합니다. 상온에서는 식중독을 일으킬 수 있는 박테리아가 아주 잘 자라기 때문입니다. 고기를 익힌 후에는 새 접시에 담고, 날고기가 담겼던 접시는 그대로 사용하지 마십시오.

종류	허용식품	제한식품
고기, 생선, 닭 마른 콩 달걀, 견과류 우유 및 유제품	잘 익힌 고기, 닭, 생선 익힌 콩, 잘 익힌 달걀 구운 견과류, 멸균 우유 및 유제품, 생균이 포함되지 않은 요구르트	전혀 익히지 않은 고기, 닭, 생선 날콩 생달걀, 덜 익힌 달걀, 날 견과류 생균이 포함된 요구르트, 말린 과일이 포함된 요구르트, 치즈, 아이스크림
빵, 시리얼 등	모두 요리하고 구운 제품	건포도나 말린 과일이 들어간 시리얼
채소	모든 익힌 채소	모든 생채소
과일	통조림 과일 주스	모든 생과일 구운 요리에 재료로 들어가지 않은 말린 과일 생과일주스
양념	잘 익힌 요리의 양념	요리한 후에 뿌리는 양념

〈면역기능 저하 시의 허용식품 및 제한식품〉

⑩ 찬 음식은 4℃ 이하에서, 뜨거운 음식은 60℃ 이상에서 보관합니다. 남은 음식으로 다시 상을 차릴 때에는 충분히 다시 가열합니다. 먹고 남은 음식은 포장하여 즉시 냉장 보관하고, 3~4일이 지나도 남아 있는 것은 버립니다.

⑪ 곰팡이가 핀 음식은 먹지 말고, 냄새가 이상하거나 모양이 이상한 경우에도 절대 먹지 말아야 합니다.

⑫ 조리에 사용되는 기구, 식기, 수저는 반드시 끓여서 소독을 합니다. 고기, 생선, 과일, 채소 등에 사용되는 식기, 도마, 칼 등은 가능한 한 조리 대상에 따라 별도의 것을 사용하고, 두루 쓰려면 그때그때 소독합니다.

⑬ 고기, 닭고기, 생선 등은 완전히 익혀 먹습니다. 갈아둔 고기를 조리할 때는 다른 재료들과 섞기 전에 충분히 익힙니다.

⑭ 날계란이나 덜 익힌 계란을 먹지 말고, 이들이 들어간 음식도 먹지 마십시오. 생고기, 육회, 생선회, 생조개 같은 것도 되도록 피합니다.

⑮ 멸균 처리를 하지 않은 우유는 마시지 마십시오.

⑯ 시판되는 간식들(과자와 빵 등)은 오븐에 굽거나 전자레인지에 데워 먹습니다.

93. 영양제를 먹거나 수액을 맞는 것은 괜찮은가요?

장기간의 투병으로 식사를 거의 못해 탈수 증세 등이 있을 때, 환자에 따라 영양제나 수액이 도움이 되는 경우가 많습니다. 하지만 말기암이면서 신부전, 폐부종 등의 합병증이 있는 사람이 무분별하게 수액을 맞게 되면 상태가 급격히 악화할 수 있습니다. 암환자 개개인의 신기능이나 폐기능 들이 모두 다르므로, 수액을 맞아도 좋은지를 담당의사와 상의해야 합니다.

94. 메스껍고 구토가 나려 할 때 대응하는 방법을 알고 싶습니다.

① 창문을 열어 맑은 공기를 마십니다. 긴장을 풀고 천천히 깊게 숨을 들이마십시오.
② 식사 후 바로 눕지 말고 최소한 30분에서 1시간 정도는 상체를 세우고 있거나 기대어 있도록 합니다.
③ 위를 압박하는 옷보다는 헐렁한 옷을 입고, 어지럽지 않게 천천히 움직입니다.
④ 위를 자극하지 않도록 입을 자주 헹구어서 상쾌한 상태를 유지합니다.
⑤ 머리나 목에 차가운 수건을 얹어 놓아도 도움이 됩니다.
⑥ 항암화학 치료를 받는 동안 금속성 맛이나 쓴 맛을 없애주는 껌이나 사탕을 먹으면 구역질을 줄일 수 있습니다.
⑦ 메스꺼운 증상에 정신이 집중되지 않도록 음악이나 게임, TV, 명상, 요가 등을 해 관심을 다른 곳에 돌리는 것도 좋은 방법입니다.
⑧ 요리할 때는 환기를 잘 하십시오. 음식 냄새가 메스꺼움과 구토를 부추길 수 있습니다.
⑨ 변비로 인해 메스꺼움이 생길 수도 있으니 미리 조절하는 것이 좋습니다.
⑩ 메스꺼운 증상이 있을 때 잠을 자는 것도 좋습니다.

95. 림프부종이 생겼는데 원인은 뭐고 생활에서 주의할 점은 뭔가요?

림프부종(浮腫)은 림프계가 막혀서 나타납니다. 암과 관련된 림프부종은 종양이 직접적으로 림프절을 누르거나 림프절로 전이된 경우, 치료를 위해 림프절 절제 수술을 한 경우 등에 흔히 발생합니다. 또한 아직 논란의 여지가 있으나 방사선치료나 항암치료, 호르몬치료도 림프부종의 위험 요인으로 생각됩니다. 그 밖에 림프액의 생성 및 순환의 불균형을 초래하는 요인들로는 장시간의 비행기 탑승 같은 지속적인 저기압 환경, 과도한 운동, 더운 환경 등이 있습니다. 전립선암 환자에게 림프부종 발생 시 의사와 상담이 필요하며, 림프부종으로 인해 다리나 음낭 등이 부었다면 일반적으로 휴식을 취할 때 부은 부위를 높은 위치로 들어 올려두면 부기가 감소하는 것으로 알려져 있습니다.

96. 소변보기가 힘들고 혈뇨가 지속됩니다. 어떡해야 하나요?

전립선암의 진행으로 인한 요로 폐색과 암 자체 출혈에 의한 혈뇨는 흔한 증상입니다. 그럴 때는 즉시 병원을 방문해 요도 카테터(catheter, 도뇨관) 삽입술 등의 응급처치를 받아야 합니다. 요도 폐색이나 혈뇨가 이 같은 처치로 해결되지 않고 지속되는 경우, 원활한 소변 배출을 위해 방광루설치술(하복부를 통해 도뇨관을 직접 방광에 설치하는 시술), 신루설치술(옆구리를 통해 도뇨관을 직접 신장에 설치하는 시술), 또는 경요도(요도를 통한) 전립선 절제술 등의 치료를 시행하게 됩니다.

97. 암환자들에게 변비가 흔한 것은 왜지요?

환자들의 변비에는 여러 요인이 있습니다. 자유롭게 움직이기 힘든 환자는 배변을 뒤로 미루게 되어서, 침대에서 생활하는 환자는 운동량이 적어서, 또는 섭취하는 음식에 수분이나 섬유질이 부족해서 변비가 생길 수 있습니다. 특히, 메스꺼움을 자주 느끼는 환자들은 음식을 잘 안 먹다 보니 유동성 음식의 섭취도 부족해 변비가 더 잘 옵니다. 배변 시 항문 주위에 통증이 심해서 변보기를 피하는 바람에 변비가 생길 수도 있습니다. 장폐색, 자율신경계의 기능 장애 등의 의학적 원인도 있을 수 있고, 마약성 진통제 같은 약물 사용과 관련되기도 합니다.

장내에 암세포가 존재하는 경우, 암치료를 받고 있는 경우(항암치료 약제의 부작용), 부작용을 조절하기 위해 의약품을 복용하는 경우(항구토제, 제산제, 이뇨제, 항우울제 등)에도 변비가 발생할 수 있으며 진통제로 인한 장운동 저하가 원인이 되기도 합니다.

98. 변비의 예방과 치료법은요?

■ 예방

대부분의 변비는 예방할 수 있습니다. 진통제로 인한 변비도 특별한 금기 사항이 없다면 완하제(緩下劑)를 동시에 복용하면 됩니다. 말기 환자의 경우 배변 상태를 일주일에 두 번 정도 확인해야 하며, 변비를 빨리 발견하면 치료가 쉽고 합병증도 예방할 수 있습니다. 변비가 계속되고, 배변 후에도 직장이 가득 찬 느낌이 남고, 유동성 배설물이 그냥 누출되는 등의 증상이 있다면 의사의 진찰이 필요합니다. 심한 경우 직장 내에 딱딱한 대변이 꽉 막혀 있을 수도 있으며 이 경우에는 손가락을 사용하여 직장 내에 크고 딱딱한 배설물을 제거해야 합니다. 대부분의 환자들에게는 일주일에 세 번 정도의 배설이 적당합니다.

■ 정상적인 배변 운동을 돕는 방법

① **규칙적인 식사 습관**: 매일 같은 시간에 적당량의 식사를 하는 것이 정상적인 배변에 효과적입니다. 식사 전에 과일주스를 마시는 것, 식사 후에 따뜻한 음료를 마시는 것도 도움이 됩니다.

② **적절한 수분 섭취**: 수분 섭취는 변이 장을 통과하는 데 도움을 줍니다. 미지근한 물을 비롯해서 국, 찌개, 오이냉국, 동치미, 수프 등 수분이 많은 음식과 주스, 스포츠 음료, 아이스크림 등이 좋습니다.

③ **섬유질 섭취**: 각종 채소에 특히 많이 들어 있는 섬유질은 소화 분해되지 않고 다량의 수분을 흡수해 대변 덩어리 형성을 도와주며, 변을 부드럽게 해 배변이 잘 되게 합니다.
④ **규칙적인 운동**: 규칙적인 운동을 통해 몸을 많이 움직여서 대변을 항문으로 이동시키는 것이 중요합니다. 걷는 것이 아주 좋습니다.
⑤ **참지 말기**: 대변을 보고 싶을 때 참지 않도록 합니다.
⑥ **약**: 처방 받은 약을 복용하며 위와 같은 방법들을 병행하면 더욱 도움이 됩니다.

■ 조심할 점
① 대변을 볼 때 무리하게 힘을 주지 마십시오.
② 의사와 상의하지 않고 변비약을 사용하면 안 됩니다.
③ 의사의 처방 없이 관장을 하는 것은 감염의 위험이 있으므로 주의해야 합니다.

■ 의사와 상의해야 할 경우
① 3일 이상 대변을 보지 못했을 때
② 항문 주위와 변에서 피가 보일 때
③ 대변 완화제를 사용했는데도 1~2일 내로 대변을 보지 못했을 때
④ 위경련이나 구토가 지속될 때

⑤ 배가 빵빵하게 불러 오고, 메스껍고, 토하고, 대변뿐 아니라 가스 배출도 안 될 때
⑥ 배에서 물 흐르는 소리가 심하게 나고, 배가 아픈 증상이 동반될 때

99. 치료를 그만둘 시점은 어떻게 압니까? 그리고 호스피스란 어떤 것입니까?

환자가 더는 치료를 받기 힘들다고 의사가 판단하는 경우에는 치료를 중단하게 됩니다. 환자 자신이 치료를 거부하는 수도 있습니다. 여러 종류의 항암치료와 임상시험을 해봤는데도 암이 지속적으로 커질 때 치료를 그만두게 됩니다. 의사는 환자와 상의해 언제 치료를 그만둘지를 결정합니다. 물론 환자의 상태가 괜찮다면 다른 항암제, 다른 치료법을 더 시도해 볼 수 있습니다.

호스피스란 환자에게 더 이상 효과적인 치료를 할 수 없게 되면 의료진은 완화의료(palliative care, '완화치료'라고도 함)를 실시하게 됩니다. 완화의료는 담당의사와 정신과, 마취과, 가정의학과, 사회사업과 등 여러 관련자들의 협력으로 이루어집니다. 이를 통해서 통증을 최대한 줄이고, 인간의 존엄성을 유지하면서 지내도록 할 수 있습니다. 최종 목적은 적극적인 암 치료가 어려운 환자가 편안하게 임종할 수 있도록 도와드리는 것입니다.

여기서 보듯이 암환자의 치료는 '적극적으로 암세포를 죽이는

치료'와 '암과 관련된 증상을 완화하는 치료'로 나눌 수 있습니다. 일반 병원이나 암센터 같은 곳에서는 주로 암세포를 죽이는 치료를 하는 반면, 호스피스 같은 요양기관들은 암과 관련된 증상들을 완화시켜 주는 일, 즉 완화의료를 제공합니다. '호스피스(hospice)'의 사전적 의미는 두 가지입니다. 그 하나는 "죽음이 가까운 환자를 입원시켜 위안과 안락을 얻을 수 있도록 하는 특수 병원으로, 말기 환자의 육체적 고통을 덜어 주는 치료를 하며, 심리적·종교적으로 도움을 주어 인간적인 마지막 삶을 누릴 수 있도록 하는 시설"이며, 또 하나는 "죽음을 앞둔 환자가 평안한 임종을 맞도록 위안과 안락을 베푸는 활동"입니다. 그러니 호스피스란 간단히 말해 "삶의 마지막을 보살펴 주는 곳, 그러한 일"입니다. 환자가 가능하면 고통 없이, 위엄을 유지하면서 죽음을 맞도록 도와주는 일은 암치료에서 매우 중요한 부분입니다. 따라서 치료가 더 이상 되지 않아 임종이 가까워졌을 때 호스피스를 권유할 수 있습니다. 호스피스는 종양 자체나 항암치료로 인한 고통을 최소화하면서 삶의 마지막 단계를 사랑하는 사람들과 함께 보낼 수 있도록 적극적으로 관리해 줍니다. 이러한 일은 입원 병동 혹은 가정에서도 가능합니다.

먼저 완화의료를 받기로 확실히 마음을 정해야만, 다시 말해서 호스피스의 의미를 수용해야만 요양병원 치료를 받아들일 수 있습니다. 삶의 마지막 순간까지 호스피스 치료를 받아들이지 못해 결국 유언 한마디 제대로 남기지 못하고 병원 중환자실에서 쓸쓸히 운명하는 분들이 아직도 많습니다. 암이 완전히 정복되지 않은 지금 암세포를 죽이는 치료만 고집하는 것은 현명한 일이 못 됩니다. 더 이상의 치료가 불가능하다는 의료진의 설명을 들으면 호스피스 요양병원을 방문해 남은 삶을 인간다운 품위를 유지하며 보내겠다는 결단을 내려야 합니다. 국립암센터에서는 호스피스 치료를 하는 요양 의료기관들을 개인별 사정에 맞추어 연계해 드리고 있습니다.

100. 마지막을 앞두고 무엇을 생각하거나 행해야 할지 알려주십시오.

정답이 있을 수 없는 질문입니다만, 굳이 한마디로 요약해 본다면 '생을 기억하고 나의 떠남의 주인이 되어라'라고도 할 수 있을 듯합니다. 다음과 같이 말입니다.

■ 자신을 위해 할 수 있는 일

① **긍정적으로 생각하기**: 대부분의 사람은 암이 치유될 수 없다는 것을 알았을 때 감정적으로 당황하기 쉽습니다. 때로는 일시적으로 삶의 의지를 잃을 수도 있지만, 시간이 지남에 따라 조금은 더 긍정적으로 생각하게 됩니다. 긍정적인 태도는 여생에 의미와 목적을 부여하면서 위안을 줄 수 있습니다.

② **하루하루를 의미 있게 보내기**: 남은 날의 의미를 생각하고 추구하는 방식은 사람마다 조금씩 다를 것입니다. 중요한

것은 내가 여전히 나의 삶의 주인이며 나의 떠남의 주인이기도 하다는 생각을 지니는 일일 터입니다.

③ **좋았던 순간을 기억하기**: 좋았던 순간들을 회상하고 그 시간으로 돌아가 봅니다. 이때 앨범을 보는 것이 도움이 됩니다. 사진을 찍었던 때는 대부분 좋은 일이 있었거나 추억으로 남기고 싶었던 순간들입니다. 가족들과 함께 사진을 보면서 함께해 온 삶을 돌아보는 것도 좋습니다.

④ **자신의 생각과 감정을 표현하기**: 환자들이 두려워하는 것은 죽음 자체라기보다 죽음을 앞둔 날들입니다. 겪지 않을 수도 있는 통증을 막연히 두려워하고, 가족에게 짐이 되지 않을까 걱정합니다. 자신에게 가치 있는 모든 것과 사랑하는 사람들을 잃는 데 대한 슬픔, 감정적 통제력을 상실할지 모른다는 두려움도 있습니다. 그런 생각을 품고만 있지 말고 죽음 이후엔 무엇이 있을지, 가족들은 어떻게 남겨질지, 주변 사람들이 자신의 죽음에 대해 어떻게 반응할지 등에 대한 생각과 감정을 가족이나 친구들과 차분하게 나눈다면 서로 공감하면서 모두의 스트레스를 줄일 수 있습니다.

⑤ **병에 대해 의료진과 상의하기**: 의료진은 환자에게 예상되는 상황을 정확히 설명해 주기 힘들어 할지도 모릅니다. 또는 환자가 들을 준비가 될 때까지 기다릴지도 모릅니다. 알고 싶은 것이 있으면 주저하지 말고 의사에게 물으십시오. 다가올 일에 대해 묻고 그 답을 듣는 것은 환자의 권리입니다.

자신의 병, 남은 삶, 임종에 대해 구체적으로 질문함으로써 환자가 모든 것을 들을 준비가 되어 있다는 사실을 의료진에게 알리십시오. 병에 대해 솔직하게 대화를 하다 보면 환자가 어떤 치료를 받고 싶고 어떤 치료는 받고 싶어 하지 않는지를 의사에게 알릴 수 있으며, 그에 따라 적절한 도움을 받을 수 있습니다.

⑥ **죽음에 대해 생각하고 연습하는 시간 갖기**: 죽음에 관한 워크숍이나 장례식에 참석하는 일은 자신의 죽음에 대해 숙고하는 유익한 기회가 됩니다. 많은 생각을 한 후에, 어떤 식으로 죽고 싶은지, 장례식은 어떻게 하기를 바라는지, 아끼는 물건들을 어떻게 처리해 주었으면 하는지 등을 가족들에게 이야기하십시오.

⑦ **유언장 작성하기**: 죽음이 가까워졌다고 생각하고 유언장을 작성해 봅니다.

⑧ **주변 사람들에게 도와달라고 말하기**: 가족들이나 친구들은 당신을 도울 준비가 되어 있습니다. 당신을 위해 할 수 있는 일들을 구체적으로 그들에게 알려 준다면 고마워할 것입니다.

■ 가족과 친구들을 위해 할 수 있는 일

① **역할 변화를 이해하기**: 환자의 가족과 친구들은 말기라는 사실을 알게 되면 충격과 혼란, 분노와 무력감 등의 감정에 휩싸이게 됩니다. 이를 극복하기 위해서는 시간이 필요합니

다. 이 시기가 지나면 직장이나 가정에서의 환자의 역할 변화에 대해 가족·친구들과 이야기하고 그것을 받아들일 필요가 있습니다.

② **서로를 확인하는 기회를 갖기**: 친척과 친구들에게 방문해 달라는 부탁을 주저 말고 하십시오. 그들은 뭐라고 말해야 할지, 혹은 어떻게 행동해야 좋을지를 몰라서 만나기를 두려워할지도 모릅니다. 그러나 이런 만남은 자신의 삶이 주위의 소중한 사람들에게 가치 있는 것이었으며 서로의 관계가 진정 의미 있었음을 확인하는 기회입니다.

③ **감사를 나누고 생명을 나누기**: 자신의 삶이 참으로 소중했음을 재확인하고 생명을 준 세상에 감사하십시오. 사랑하는 사람들에게 "사랑한다. 그동안 고마웠다"라는 작별 인사를 하십시오. 때로는 미소나 가벼운 접촉이 말보다 더 많은 의미를 전할 수 있습니다. 또한 자신의 남은 몸을 다른 생명에게 나누어 줄 수 있다면 그처럼 아름다운 삶은 없을 것입니다.

④ **떠난 뒤의 삶을 가족에게 연습시키기**: 남게 될 가족은 '떠나보내고 살아가기'를 준비해야 합니다. 환자가 떠날 준비를 제대로 못했을 때 남은 가족 또한 여러 의미에서 힘겨워지게 마련입니다. 환자가 무엇보다 바라는 것은 가족의 평안이므로 자신의 인생을 담담히 정리하는 자세가 필요합니다.

전립선암 100문100답 · 집필진 소개

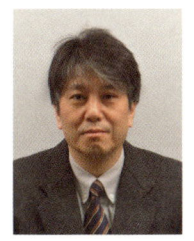

정진수/ 비뇨의학과 전문의

서울의대, 의학박사
국립암센터 비뇨기암센터

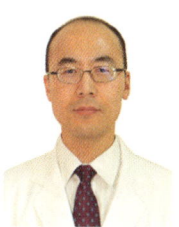

서호경/ 비뇨의학과 전문의

부산의대, 의학박사
국립암센터 비뇨기암센터

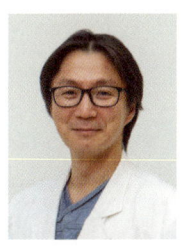

정재영/ 비뇨의학과 전문의

경상의대, 의학박사
국립암센터 비뇨기암센터

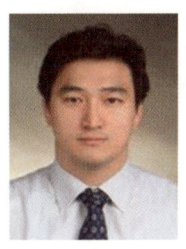

김성한/ 비뇨의학과 전문의

서울의대, 의학박사
국립암센터 비뇨기암센터

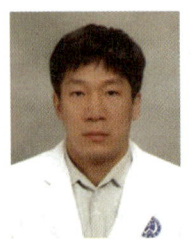

이형호/ 비뇨의학과 전문의

연세의대, 의학박사
국립암센터 비뇨기암센터

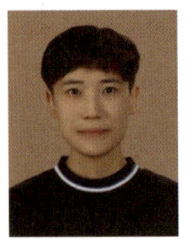

이혜원/ 비뇨의학과 전문의

서울의대, 의학박사
국립암센터 비뇨기암센터

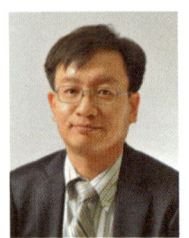

박원서/ 병리과 전문의

서울의대, 의학박사
국립암센터 병리과

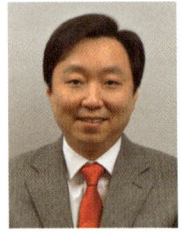

김선호/ 영상의학과 전문의

서울의대, 의학박사
국립암센터 영상의학과

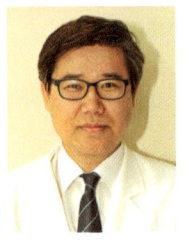

김석기/ 핵의학과 전문의

서울의대, 의학박사
국립암센터 핵의학과

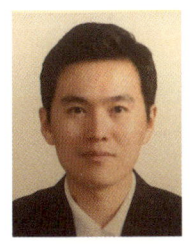

이성욱 / 방사선종양학과 전문의

동아의대
국립암센터 방사선종양학과

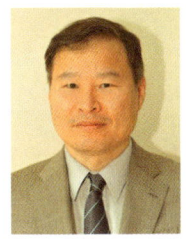

김대현 / 마취통증의학과 전문의

서울의대, 의학박사
국립암센터 마취통증의학과

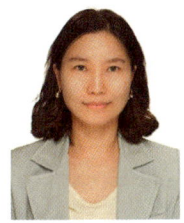

김양현 / 마취통증의학과 전문의

서울의대, 의학박사
국립암센터 마취통증의학과

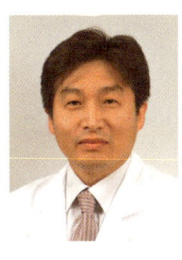

유 헌 / 신경외과 전문의

서울의대, 의학박사
국립암센터 신경외과

전립선암 100문100답

초판 1쇄 발행	2011년 4월 15일
3판 1쇄 발행	2023년 3월 31일
지은이	비뇨기암센터
펴낸이	서홍관
펴낸곳	국립암센터
등록일자	2000년 7월 15일
등록번호	일산 제116호
주소	경기도 고양시 일산동구 일산로 323
출판	031)920-1957
관리	031)920-1377
팩스	031)920-1959
대표전화	1588-8110
국가암정보센터	1577-8899
진료예약	031)920-1000
암예방검진센터	031)920-1212
홈페이지	www.ncc.re.kr
ISBN	978-89-92864-61-9 (03510)

잘못된 책은 구입하신 곳에서 교환해 드립니다.